Gewicht im Griff

Das Ernährungsprogramm
zum Wohlfühlen

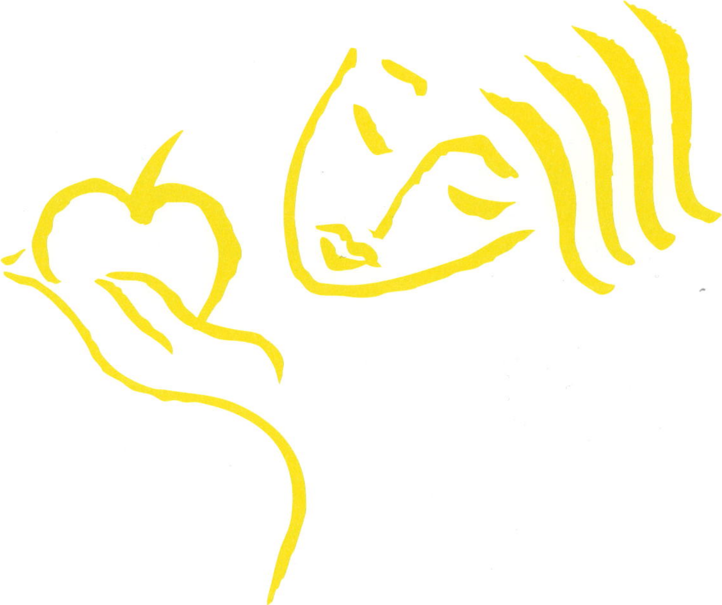

Bibliographische Information Der Deutschen Bibliothek

1. Auflage in kompletter Überarbeitung,
1-15. Tausend Exemplare

ISBN: 3-933705-54-1, Printed in Germany

Zu diesem Buch

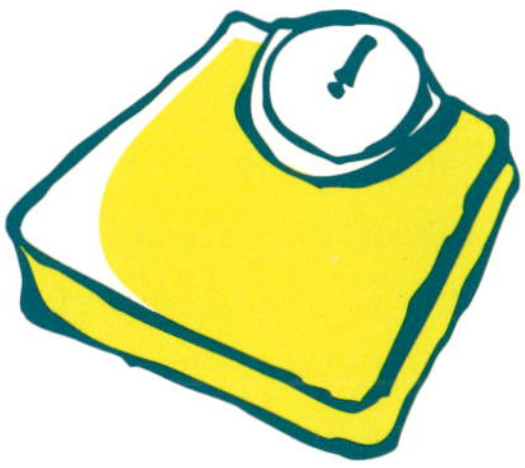

Geht es Ihnen wie jedem 2. Erwachsenen in Deutschland: Sind Sie unzufrieden mit Ihrem Gewicht oder Ihrer Figur? Haben Sie auch schon leidige Wechselbäder mit Diäten hinter sich – nach dem Prinzip „Erfolgreich gestartet, erfolglos gehalten"?

Dabei ist es schwer, sich ständig zu beherrschen und der Vielfalt und den Gelegenheiten unseres „Schlaraffenlandes" zu widerstehen. Das Angebot an Essen und Trinken ist allgegenwärtig, reichhaltig und jederzeit – rund um die Uhr – schnell abrufbar, bestellbar und Dank Vorfertigung der Lebensmittelindustrie schnell zuzubereiten. Köstlichkeiten begegnen uns auf all unseren Wegen, zu Hause, in der Freizeit, beim Stadtbummel, bei jedem Event ....

Wenn Sie nach einer Möglichkeit suchen, Ihr Wohlfühlgewicht zu erreichen und diesen Erfolg auch langfristig genießen wollen, dann haben Sie das richtige Buch in der Hand. Unser Ernährungsprogramm „Gewicht im Griff" beinhaltet als oberstes Prinzip ein gesundes, umsetzbares und (durch-)haltbares Abnehmen, das zudem nicht mit zusätzlichen Kosten verbunden ist.

Die praktischen Erfahrungen aus 30 Jahren Ernährungskursen für Gruppen, die langjährige und vielfältige Praxis der Autorin in der Ernährungsberatung sowie die Bedürfnisse, Möglichkeiten und Vorstellungen vieler Teilnehmerinnen und Teilnehmer bündeln sich in dieser Ausgabe zu einem ganz neuen Konzept.

Vor diesem Hintergrund möchten wir Sie ermutigen, Ihren Wunsch nach einem neuen Gewicht und besserem Wohlbefinden ernst zu nehmen und ihn sich Schritt für Schritt selbst zu erfüllen. Wir können Ihnen zusagen, dass es möglich ist, Ihren Speiseplan so zu gestalten, dass Sie mit Genuss essen, trotzdem dabei ein paar Kilo abnehmen und Ihr neu gewonnenes Gewicht auch dauerhaft halten können – auch wenn wir wissen, dass zu jeder Gewichtsabnahme eine eigene Portion Mut, Neues zu wagen, Beharrlichkeit und Nachsicht mit sich selbst gehören. Denn für das, was man sich über Jahre hinweg nebenbei angefuttert hat, braucht es Monate, vielleicht sogar Jahre, um die Weichen dauerhaft anders zu stellen.

Dieses Buch bietet Ihnen viele Möglichkeiten – und Sie haben die Wahl, wie Sie vorgehen wollen: Schritt für Schritt oder gleich ins Ganze hineinspringen. In jedem

Fall schlagen Sie zwei Fliegen mit einer Klappe: Sie verändern Ihre Ernährung in eine für die Gesundheit bekömmlichere Richtung und werden voraussichtlich günstige „Nebenwirkungen" für Ihr Gewicht erleben.

Liegt es Ihnen näher, eins nach dem anderen anzugehen, dann können Sie sich unter 10 Schritten aussuchen, womit Ihnen das Losgehen am Einfachsten fällt oder was Ihnen am dringlichsten ist: Mehr zu trinken (ab Seite 30), sich entspannen zu lernen (ab Seite 108), sich mehr zu bewegen (ab Seite 40), bewusster mit Fett umzugehen (ab Seite 62), oder oder. Die von uns gewählte Reihenfolge hat sich in der Praxis der Ernährungsberatung in vielen Fällen als günstig erwiesen. Jedes Kapitel bietet zu den praktisch umsetzbaren Möglichkeiten Hintergrundinformationen, die erläutern, warum ein Tun oder Lassen hilfreich ist, und Checks, mit denen Sie sich Ihre derzeitige Situation oder Ihr Tun vergegenwärtigen können.

Sollten Sie zu denen gehören, die ein Komplettangebot bevorzugen, dann können Sie auch gleich mit unserem Ernährungsprogramm kompakt einsteigen (ab Seite 114). Für einige Zeit folgen Sie dann einem in sich ausgewogenen Plan, nach dem Sie „nur" noch auf entsprechende Verzehrsmengen zu achten brauchen und auch keine Kalorien rechnen müssen. Sie haben vier Varianten zur Wahl.

Unsere Ernährungsprinzipien orientieren sich an den Empfehlungen der Vollwert-Ernährung (nach Prof. Leitzmann) und den Bedarfsempfehlungen der Deutschen Gesellschaft für Ernährung.
Wenn Sie in den einzelnen Kapiteln und im Anhang Übersichten mit Fettgehalten oder Kalorien vorfinden, so vor allem deshalb, um Ihnen zu vergegenwärtigen, dass es Produkte gibt, mit denen man – wie auf einer Autobahn – rasant und mehrspurig einem Übergewicht zusteuert, und dass es Lebensmittel gibt, bei denen man sich schon anstrengen muss, um zuzunehmen.

Dass Sie beim Abnehmen nicht hungern müssen, zeigen Ihnen schon unsere rund 90 Rezepte, die lecker und leicht zuzubereiten sind. Auch sie sind in sich ausgewogen und berechnet. Neben den Kalorien wird der Fettgehalt angegeben, weil Fett der gewichtigste Kalorienlieferant ist und sich gerne versteckt. Im Gegensatz zu vielen gängigen Rezepten sind die Rezepte in diesem Buch für eine bzw. zwei Portionen ausgerichtet.

So bietet Ihnen dieses Buch eine bunte Palette von Ansätzen, Möglichkeiten und Rezepten, wie Sie zu einem Wohlfühlgewicht kommen, das Sie zufrieden, gesund und genussvoll macht und hält.

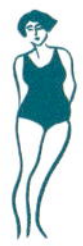

Inhalt

3 **Zu diesem Buch**

8 **Rund ums Gewicht**

9 Welches Gewicht ist richtig?
13 Das persönliche Wohlfühlgewicht
13 Welche Figur ist richtig?
14 Welches Gewicht möchten Sie (wieder) erreichen?
15 Wie Sie sich ein realistisches Ziel setzen!
16 Der richtige Zeitpunkt zum Abnehmen
16 Wie häufig sollte man sich wiegen?
17 Ein paar Gedanken vor dem Start

20 **Schritt 1: Meinem Gewicht auf der Spur**

21 Woher kommt (mein) Übergewicht?
21 Die Macht der Gene
21 Dick durch Diäten?
22 Gestörtes Hunger-Sättigungs-Gefühl
23 Ungünstiges Bewegungsverhalten
23 Ungünstige Lebensmittelauswahl
23 Essen als Ersatz
28 Meine Wünsche und Ziele

30 **Schritt 2: Ich trinke mehr!**

31 Ohne Wasser läuft nichts
31 Welches Getränk darf es sein?
34 Mehr trinken – praktisch umgesetzt

40 **Schritt 3: Ich bewege mich mehr!**

41 Warum Bewegung so wichtig ist
42 Jeder Schritt zählt! – auch im Alltag
43 Mit mehr Bewegung in Gang kommen

45 Sport – die intensive Bewegung
47 Wie Sie für sich die richtige Sportart finden
47 Welcher Sport ist der richtige?

54 **Schritt 4: Ich esse mehr Gemüse und Obst!**

55 Gemüse und Obst – viele Pluspunkte für Gesundheit und Figur!
56 Mehr Gemüse und Obst – praktisch umgesetzt
60 Was bedeutet „5 am Tag"?

62 **Schritt 5: Ich esse weniger Fett!**

63 Fett und Übergewicht
63 Die versteckten Fette
65 Wie viel Fett sein darf
65 Weniger Fett – praktisch umgesetzt
68 Fett i. Tr. – was das heißt
69 Günstige und ungünstige Fette
70 Kennzeichen Fettgehalt

74 **Schritt 6: Ich esse öfter Vollkornprodukte!**

75 Die Kraft des vollen Korns nutzen
75 Vollkornprodukte helfen beim Abnehmen
76 Mehr Vollkorn – praktisch umgesetzt
78 „Heim"-Vorteil für Vollkorn – die Ballaststoffe

80 **Schritt 7: Ich esse weniger Süßes!**

81 Gewichtsfaktor Süßigkeiten
82 Wie viele Süßigkeiten sind erlaubt?
82 Süßes genießen
85 Weniger Süßes – praktisch umgesetzt
88 Was für ein Schokoladentyp sind Sie?

90 **Schritt 8: Ich esse weniger, aber regelmäßig!**

91 Hunger oder Appetit?
96 Mäßig – aber regelmäßig
100 Achtung: Portionsgrößen

102 **Schritt 9: Ich genieße mein Essen!**

103 Genuss und Wohlbefinden
105 Essen mit allen Sinnen genießen – praktisch umgesetzt
106 Partys, Feste – Genuss ohne Reue

108 **Schritt 10: Ich sorge für mehr Entspannung!**

109 Sich entspannen kann man lernen
111 Essen als Ersatz
112 Wege aus der Unzufriedenheit

114 **Unser Ernährungsprogramm kompakt**

115 Welche Ernährung ist empfehlenswert?
116 Unsere Ernährungspyramide
120 Nach Plan essen

128 **Ich halte mein Gewicht!**

129 Den Erfolg stabilisieren
130 Gewicht halten – praktisch umgesetzt
131 Was wir sonst noch hilfreich finden

134 **Rezepte**

136 Hinweise zu den Rezepten
138 Portionsmaße
140 Rezepte im Überblick

202 **Anhang**

202 Basisinformationen zum Energiebedarf
204 Kopiervorlagen: Gewichtsverlaufs-Kurve, Ernährungsprotokoll
206 Tagespläne
210 Schlankheitsmittel und Diäten – von A bis Z
214 Weiterführende Literatur/Links
216 Wichtige Anschriften
220 Rezeptregister
224 Impressum

Rund ums Gewicht

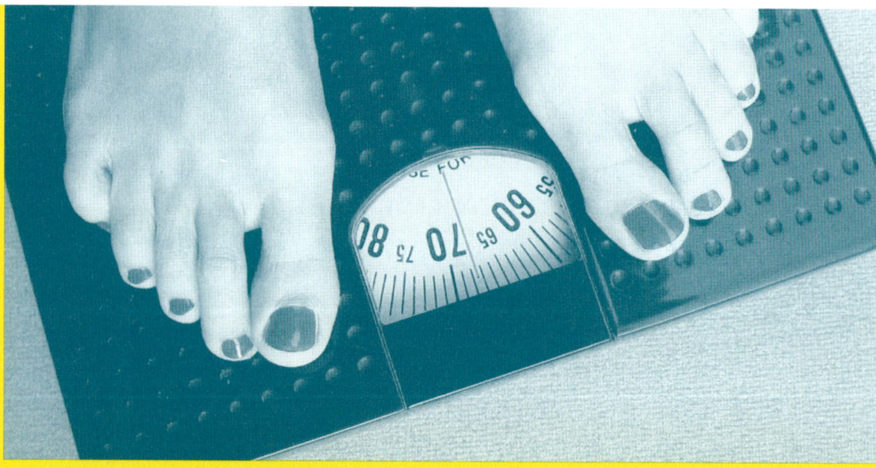

Umfragen zufolge ist fast jede/r zweite Deutsche mit dem eigenen Gewicht unzufrieden. Insbesondere junge Mädchen und Frauen fühlen sich häufig zu dick, und das, obwohl ***Übergewicht*** *in dieser Bevölkerungsgruppe eher selten ist. Die Frage ist also: Welches Gewicht ist normal und woran kann man sich orientieren? Was ist realistisch? In diesem Kapitel geht es um das „optimale" Gewicht, um Schlankheitsideale und um das richtige Zielgewicht beim Abnehmen.*

Welches Gewicht ist richtig?

Im April 2004 vermeldete das Statistische Bundesamt, dass durchschnittlich jede/r zweite Deutsche übergewichtig ist, nach Geschlecht differenziert sind es 58 % der Männer und 41 % der Frauen. Daten des Robert-Koch-Institutes zufolge ist Übergewicht bei Männern nicht nur häufiger, sondern auch deutlicher ausgeprägt. Trotzdem halten Männer eher selten Diät. Laut einer Forsa-Umfrage von Februar 2004 hat aber jede zweite Frau in Deutschland bereits eine Diät hinter sich, jede fünfte sogar schon mehr als fünf. Diese Zahlen verdeutlichen, dass Frauen offensichtlich viel stärker unter Übergewicht leiden als Männer, vermutlich weil sie sich stärker an Schönheitsidealen orientieren. Gerade bei Frauen ist ein übertriebenes Schlankheitsideal weit verbreitet. Eine Orientierung dafür, welches Gewicht normal ist, bietet der Body-Mass-Index, kurz BMI genannt. Der BMI wird errechnet, indem man das Körpergewicht in KG durch die Körpergröße zum Quadrat teilt.

$$\text{BMI} = \frac{\text{Körpergewicht in kg}}{(\text{Körpergröße in m})^2}$$

$$\text{z. B. } \frac{70}{1{,}70 \times 1{,}70} = 24{,}2$$

Das normale Gewicht liegt bei Frauen in einem Bereich zwischen 19 und 24 und bei Männern zwischen 20 und 25. Neuere Statistiken belegen, dass die Lebenserwartung im Bereich des Normalgewichtes und etwas darüber am höchsten ist. In der Tabelle auf den Seiten 10/11 können Sie Ihren BMI ablesen.

Check: Mein Body-Mass-Index

- Meine Größe beträgt ______ m
- Mein Gewicht beträgt ______ kg
- Mein Body-Mass-Index (→ S. 10/11) ______ BMI
- Ich hätte einen BMI von 25, wenn ich ______ kg wiegen würde.

Body-Mass-Index-Tabelle

Körpergröße in (m)	Körpergewicht in kg 50	52	54	56	58	60	62	64	66	68	70	72	74	76
2,00	13	13	14	14	15	15	16	16	17	17	18	18	19	19
1,98	13	13	14	14	15	15	16	16	17	17	18	18	19	19
1,96	13	14	14	15	15	16	16	17	17	18	18	19	19	20
1,94	13	14	14	15	15	15	16	17	18	18	19	19	19	20
1,92	14	14	15	15	16	16	17	17	18	18	19	20	20	21
1,90	14	14	15	16	16	17	17	18	18	19	19	20	20	21
1,88	14	15	15	16	16	17	18	18	19	19	20	20	21	22
1,86	14	15	16	16	17	17	18	18	19	20	20	21	21	22
1,84	15	15	16	17	17	18	18	19	19	20	21	21	22	22
1,82	15	16	16	17	18	18	19	19	20	21	21	22	22	23
1,80	15	16	17	17	18	19	19	20	20	21	22	22	23	23
1,78	16	16	17	18	18	19	20	20	21	21	22	23	23	24
1,76	16	17	17	18	19	19	20	21	21	22	23	23	24	25
1,74	17	17	18	18	19	20	20	21	22	22	23	24	24	25
1,72	17	18	18	19	20	20	21	22	22	23	24	24	25	26
1,70	17	18	19	19	20	21	21	22	23	24	24	25	26	26
1,68	18	18	19	20	21	21	22	23	23	24	25	26	26	27
1,66	18	19	20	20	21	22	22	23	24	25	25	26	27	28
1,64	19	19	20	21	22	22	23	24	25	25	26	27	28	28
1,62	19	20	21	21	22	23	24	24	25	26	27	27	28	29
1,60	20	20	21	22	23	23	24	25	26	27	27	28	29	30
1,58	20	21	22	22	23	24	25	26	26	27	28	29	30	30
1,56	21	21	22	23	24	25	25	26	27	28	29	30	30	31
1,54	21	22	23	24	24	25	26	27	28	29	30	30	31	32
1,52	22	23	23	24	25	26	27	28	29	29	30	31	32	33

(m)	Körpergewicht in kg 78	80	82	84	86	88	90	92	94	96	98	100	102	104	106	108	110
2,00	20	20	21	21	22	22	23	23	24	24	25	25	26	26	27	27	28
1,98	20	20	21	21	22	22	23	23	24	24	25	26	26	26	27	28	28
1,96	20	21	21	22	22	23	23	24	24	25	26	26	27	27	28	28	29
1,94	21	21	22	22	22	23	23	24	25	26	26	27	27	28	28	29	29
1,92	21	22	22	23	23	24	24	25	25	26	27	27	28	28	29	29	30
1,90	22	22	23	23	24	24	25	25	26	27	27	28	28	29	29	30	30
1,88	22	23	23	24	24	25	25	26	27	27	28	28	29	29	30	31	32
1,86	23	23	24	24	25	25	26	27	27	28	28	29	29	30	31	31	32
1,84	23	24	24	25	25	26	27	27	28	28	29	30	30	31	31	32	32
1,82	24	24	25	25	26	27	27	28	28	29	30	30	31	31	32	33	33
1,80	24	25	25	26	27	27	28	28	29	30	30	31	31	32	33	33	34
1,78	25	25	26	27	27	28	28	29	30	30	31	32	32	33	33	34	35
1,76	25	26	26	27	28	28	29	30	30	31	32	32	33	34	34	35	36
1,74	26	26	27	28	28	29	30	30	31	32	32	33	34	34	35	36	36
1,72	26	27	28	28	29	30	30	31	32	32	33	34	34	35	36	37	37
1,70	27	28	28	29	30	30	31	32	33	33	34	35	35	36	37	37	38
1,68	28	28	29	30	30	31	32	33	33	34	35	35	36	37	38	38	39
1,66	28	29	30	30	31	32	33	33	34	35	36	36	37	38	38	39	40
1,64	29	30	30	31	32	33	33	34	35	36	36	37	38	39	39	40	41
1,62	30	30	31	32	33	34	34	35	36	37	37	38	39	40	40	41	42
1,60	30	31	32	33	34	34	35	36	37	38	38	39	40	41	41	42	43
1,58	31	32	33	34	34	35	36	37	38	38	39	40	41	42	42	43	44
1,56	32	33	34	35	35	36	37	38	39	39	40	41	42	43	44	44	45
1,54	33	34	35	35	36	37	38	39	40	40	41	42	43	44	45	46	46
1,52	34	35	35	36	37	38	39	40	41	42	42	43	44	45	46	47	48

Bewertung des BMI (nach DGE)

Klassifikation	BMI weiblich	BMI männlich
Untergewicht	unter 19	unter 20
Normalgewicht	19 – 24	20 – 25
Übergewicht	24 – 30	25 – 30
Adipositas	30 – 40	30 – 40
massive Adipositas	über 40	über 40

Was die Experten zu Ihrem BMI sagen

Wenn Ihr BMI **zwischen 19 und 24** (Frauen) bzw. **zwischen 20 und 25** (Männer) liegt, so haben Sie ein optimales Gewicht. Es besteht – aus gesundheitlicher Sicht – kein Grund zum Abnehmen. Bevor Sie das Buch jetzt zufrieden ins Regal verbannen oder verschenken, machen Ihnen vielleicht einzelne Schritte unseres Ernährungsprogramms doch Lust, Ihre Ernährung so zu verfeinern, dass Sie Ihr Gewicht auch auf Dauer behalten.

Liegt Ihr BMI **zwischen 24 bzw. 25 und 30**, so wird dies bereits als Übergewicht gewertet. Falls Sie jedoch keine weiteren Beschwerden haben (z. B. einen erhöhten Cholesterin-Spiegel, Bluthochdruck, Gelenkschmerzen), so bestehen aus gesundheitlicher Sicht keine Bedenken gegen das Gewicht, vorausgesetzt, Ihr Gewicht ist konstant. Eine Gewichtszunahme sollte auf jeden Fall vermieden werden. Bedenken Sie in dieem Fall auch, dass das Gewicht mit zunehmenden Alter – bei Frauen insbesondere nach den Wechseljahren – meist eher steigt. Wenn Sie Beschwerden haben, dann ist ein Abnehmen durchaus sinnvoll. Viele Beschwerden bzw. Erkrankungen (z. B. Bluthochdruck, Diabetes Typ 2, Fettstoffwechselstörungen) können durch eine Ernährungsumstellung mit Gewichtsreduktion positiv beeinflusst, evtl. sogar beseitigt werden.

Wann ein Übergewicht wirklich bedenklich wird

Wenn Sie einen BMI **über 30** errechnet haben, dann bedeutet Ihr Übergewicht ein gesundheitliches Risiko. Die Wahrscheinlichkeit, dass Folgeerkrankungen, wie z.B. Diabetes, Herz-Kreislauf-Erkrankungen oder Gelenkbeschwerden auftreten, steigt mit zunehmendem BMI deutlich an. Wir empfehlen Ihnen deshalb, dies mit Ihrem Arzt bzw. Ihrer Ärztin zu besprechen. Durch eine ärztliche Diagnostik sollten mögliche organische Ursachen Ihres Übergewichtes abgeklärt werden. Wir empfehlen Ihnen auch, die Gewichtsabnahme nicht (mutterseelen)alleine durchzuführen, sondern mit fachlicher Unterstützung durch eine/n Ernährungsberater/in oder in einer Gruppe (z. B. Kurse der Verbraucherzentralen, Kurse in Ernährungsberatungspraxen). Unser Ernährungsprogramm „Gewicht im Griff" wird in etlichen Städten von den Verbraucherzentralen durchgeführt.

Bei einem BMI **unterhalb von 19 bzw. 20** empfehlen wir Ihnen ebenfalls, mit Ihrem Arzt/Ihrer Ärztin zu sprechen. Sie haben Untergewicht, das auch zu gesundheitlichen Problemen führen kann (z. B. bei ernsthaften Erkrankungen). Mögliche organische Ursachen für das Untergewicht sind auch hier zu klären. Wenn Sie zunehmen möchten, empfehlen wir Ihnen ebenfalls, eine/n Ernährungsberater/in zu Rate zu ziehen.

Das persönliche Wohlfühlgewicht

Die beste Richtschnur – das individuelle Wohlfühlgewicht

Das persönliche Wohlfühlgewicht lässt sich nicht aus Tabellen ablesen. Es ist das Gewicht, bei dem Sie sich wohlfühlen und bei dem Sie sich mit Ihrem Körper im Einklang befinden. Es ist das Gewicht, mit dem Sie sich beweglich, leicht, gesund und munter fühlen. Dieses Wohlfühlgewicht ist so individuell wie das eigene Gesicht und kann durchaus im Laufe des Lebens variieren. Kennen Sie Ihr Wohlfühlgewicht? Wie geht es Ihnen persönlich mit Ihrem Gewicht? Fühlen Sie sich wohl damit? Bewegen Sie sich leicht und schweißperlenfrei durch Ihren Alltag? Oder ist es schon länger her, dass Sie sich mit Ihrem Gewicht rundum wohl gefühlt haben? War das vor ein, zwei oder eher vor 10 Jahren? Wir empfehlen Ihnen, auf sich selbst zu hören und Ihr Wohlfühlgewicht zu Ihrer Richtschnur zu erklären. Möglicherweise kennen Sie Ihr Wohlfühlgewicht gar nicht (mehr). Dann muss es während des Abnehmens erst noch herausgefunden werden.

Welche Figur ist richtig?

Die Figur ist stärker als das Gewicht genetisch vorgegeben. Es ist banal, aber soll in diesem Zusammenhang doch erwähnt werden: Frauen haben von Natur aus tendenziell ein breiteres Becken und breitere Hüften und dadurch bedingt auch dickere Oberschenkel. Männer sind dagegen „schmaler" gebaut und haben von Natur aus einen größeren Muskelanteil, weshalb sie auch meistens leichter abnehmen als Frauen.

Viele Menschen, die mit ihrem Gewicht oder ihrer Figur unzufrieden sind (vor allem Frauen), haben ein übertriebenes Schlankheitsideal. Durch das Fernsehen und Modezeitschriften haben sie sich an ein unrealistisches Körperbild gewöhnt. Wer sich Gemälde aus früheren Jahrhunderten anschaut, sieht, dass sich das Körperbild je nach Zeitströmung wandelt. Zu Zeiten Rubens waren runde Körperformen bevorzugt, heute sind die Fotomodels ausgesprochen dünn. In den sechziger Jahren wog das typische Fotomodel acht Prozent weniger als die Durchschnittsfrau, heute liegt das Durchschnittsgewicht von Topmodels sogar unglaubliche 23 Prozent, also fast ein Viertel unter dem durchschnittlichen Gewicht einer normalen Frau. Viele Models zahlen dafür einen hohen Preis, denn sie müssen ständig hart um ihre Figur kämpfen. Essstörungen und Magersucht sind bei ihnen, bei Schauspieler/innen, Tänzer/innen und Turner/innen weit verbreitet.

„Apfel- und Birnenform“

Aus gesundheitlicher Sicht ist die typisch weibliche Verteilung und Form der Fettpolster weniger schädlich als der typische Männerbauch. Die weibliche Form, also Fettpolster an Oberschenkeln, Po und Hüften wird als „Birnenform“ bezeichnet. Die „Apfelform“, im Volksmund Bierbauch, führt zu einem höheren Risiko für Herz-Kreislauf-Erkrankungen, weil das Fett leichter mobilisierbar ist und die Blutgefäße belastet. Ein „Apfelbauch“ liegt vor, wenn der Taillenumfang geteilt durch den Hüftumfang bei Frauen größer als 0,8 und bei Männern größer als 1 ist. Ein weiterer Richtwert ist der Taillenumfang, der bei Frauen unter 88 cm und bei Männern unter 102 cm liegen sollte.

Wir empfehlen Frauen, die unter ihren breiten Hüften leiden, in diesem Punkt besonders behutsam mit sich umzugehen. Bei bestehendem Übergewicht ist eine Gewichtsabnahme sicherlich sinnvoll und notwendig, doch die weibliche Figur wird sich alleine durch eine Ernährungsumstellung nicht wesentlich ändern. In Sportstudios und Sportvereinen werden spezielle Programme „Bauch, Beine, Po” angeboten, in denen diese Körperbereiche besonders trainiert werden. Auch regelmäßiges Gehen, Laufen oder Radfahren kann den Po und die Beine straffen.

Eine neue Methode, um den Fettanteil im Körper zu bestimmen, ist die bioelektrische Impedanzanalyse. Diese Messung ist jedoch sehr störanfällig. Nur die Ganzkörpermessung, bei der Elektroden an den Hand- und Fußgelenken angelegt werden, gibt einigermaßen verlässliche Daten. Die auf dem Markt befindlichen Körperfettwaagen und Handmessgeräte messen sehr ungenau und sind nicht zu empfehlen.

Welches Gewicht möchten Sie (wieder) erreichen?

Erreichbare Ziele setzen

Die persönlichen Vorstellungen für das richtige Gewicht können unter Umständen weit von dem abweichen, was Mediziner und Ernährungswissenschaftler als gesund ansehen. Übertriebene Schlankheitsvorstellungen sind genauso schädlich wie eine allzu großzügige Toleranz gegenüber Übergewicht. Wenn Sie Ihr Gewicht reduzieren wollen, dann empfehlen wir Ihnen, sich ein erreichbares Ziel zu setzen. Ein zu hoch gestecktes Ziel ist der Motivationskiller Nummer eins. Es führt leicht zu Frusterlebnissen und dazu, dass Sie Ihr Vorhaben vorschnell aufgeben. (Die Marathonstrecke schafft man auch nicht, ohne zunächst kleinere Strecken geübt zu haben.)

Eine realistische Zielmarke ist dagegen hinsichtlich des Zeitrahmens und „Kraftaufwandes“ überschaubar, gut erreichbar und hält Sie „bei Laune“, weil Sie sich über konkrete Erfolge freuen und diese auch beibehalten können.

Eine sinnvolle Gewichtsabnahme beträgt ein bis zwei Kilogramm pro Monat. Da jeder Mensch verschieden ist, verläuft die Gewichtsabnahme sehr individuell. Junge Menschen nehmen meist schneller ab, ältere langsamer. Und natürlich ist die Gewichtsabnahme davon abhängig, ob und wie viel Sport Sie treiben und wie konsequent Sie Ihre Ernährungsgewohnheiten verändern.

Sinvoll abnehmen heißt 1 bis 2 kg pro Monat

Check: Wie viel ich abnehmen möchte

Hier können Sie für sich dokumentieren, was Sie erreichen und halten wollen.

- Mein aktuelles Gewicht beträgt ______ kg
- Mein Wohlfühlgewicht beträgt ______ kg
- Differenz
  Aktuelles Gewicht – Wohlfühlgewicht = ______ kg
- Bei einer Gewichtsabnahme von 1,5 kg pro Monat, würde ich ______ Monate brauchen, um mein Wohlfühlgewicht zu erreichen.
- Mein erstes „Etappen“ziel in ______ Monaten beträgt ______ kg

Datum ______

Wie Sie sich ein realistisches Ziel setzen!

Wenn Sie abnehmen möchten, dann gibt es grundsätzlich zwei Varianten, wie Sie sich selbst motivieren können. Die eine Variante heißt: **Das nächste Kilo ist immer das Wichtigste.** Sie setzen sich kein Zeitlimit, haben somit auch wenig Druck und freuen sich über jedes Kilo, das sich „verdünnisiert“ hat.

Die zweite Variante ist besser für Personen geeignet, die konkrete Ziele brauchen. Sie heißt: **In 3 Monaten bin ich x kg los.** In diesem Fall nehmen Sie sich vor – vielleicht mit Hilfe des Checks, in den nächsten drei Monaten jeweils ein bis zwei

Kilogramm pro Monat abzunehmen. Ein Kilogramm ist realistisch für Personen, die sich wenig bewegen, ein bis zwei Kilogramm schaffen Personen, die zwei bis drei mal pro Woche Sport treiben. Wir empfehlen, wenn Sie etwa drei bis fünf Kilogramm abgenommen haben, zunächst eine „Haltephase" von vier bis sechs Wochen einzulegen, um dieses Gewicht zu stabilisieren. Dann geht es weiter: Sie nehmen sich wieder drei Monate vor, in denen Sie ein bis zwei Kilogramm pro Monat abnehmen, und anschließend gibt es wieder eine Haltephase. So nehmen Sie sechs bis zehn Kilogramm pro Jahr ab, was durchaus realistisch ist.

Der richtige Zeitpunkt zum Abnehmen

Der richtige Zeitpunkt für eine Gewichtsreduktion ist dann, wenn Sie sich gesund fühlen und einen starken inneren Willen spüren. Die besten Jahreszeiten sind für die meisten das Frühjahr und der Sommer, weil sie dann besser gelaunt sind und weil diese Zeit auch besser geeignet ist, um mehr in Bewegung zu kommen. Der Winter ist für die meisten eine eher ungünstige Zeit zum Einstieg ins Abnehmprogramm. Die dunklen Tage drücken auf die Stimmung und in der Advents- und Weihnachtszeit ist die Anzahl an leckeren Verführungen besonders groß. In dieser Zeit ist es schon ein Erfolg, das Gewicht zu halten und nicht zuzunehmen. Wir empfehlen Ihnen, erst im Januar/Februar wieder mit der Gewichtsabnahme zu starten, wenn die Tage heller werden. Für einige bietet sich auch die Fastenzeit vor Ostern an, um den Süßigkeiten- oder Alkoholkonsum zu reduzieren.

Wann ein Abnehmen nicht angesagt ist

Es gibt besondere Lebensphasen, in denen eine Gewichtsabnahme nicht angesagt ist, z. B. während einer Schwangerschaft und in der Stillzeit oder bei schweren Erkrankungen (z. B. Krebs). Während der Pubertät ist eine starke Gewichtsreduktion ebenfalls nicht sinnvoll, denn der Körper braucht viele Nährstoffe für das Wachstum. In Zeiten hormoneller Umstellungen, also z. B. während der Wechseljahre, ist eine Gewichtsabnahme schwieriger. Wenn Sie Zweifel haben, ob der von Ihnen gewählte Zeitpunkt richtig ist, dann sprechen Sie mit Ihrem Arzt/Ihrer Ärztin oder einem/r Ernährungsberater/in darüber.

Wie häufig sollte man sich wiegen?

Am besten ist es, wenn Sie sich höchstens einmal pro Woche wiegen. So bekommen Sie von Woche zu Woche einen soliden Überblick über Ihren Gewichtsverlauf. Häufigeres Wiegen ist nicht sinnvoll, weil das Gewicht von Tag zu Tag und von morgens bis abends schwankt. Diese Schwankungen sind vor allem auf Wassereinlagerungen und die Füllung des Darmes zurückzuführen. Tägliches Wiegen führt leicht zu Missstimmungen und Irritationen, denn die Gewichtsschwankungen werden oft mit dem

Kaloriengehalt der verzehrten Speisen im Zusammenhang gesehen. Dabei ist es weniger der Kalorien- sondern eher der Salzgehalt, der kurzfristige Gewichtsschwankungen hervorruft. Neun Gramm Kochsalz führen zu einer Flüssigkeitsaufnahme von etwa einem Liter, was einer Gewichtszunahme von einem Kilogramm entspricht.

Zu häufiges Wiegen hilft nicht viel

Wiegen Sie sich immer zur gleichen Zeit, am besten an einem festen Wochentag, z. B. immer samstags, am Morgen und unbekleidet. Tragen Sie Ihr Gewicht in eine Kurve oder Tabelle ein – eine Vorlage finden Sie im Anhang, → S. 204. Frauen sollten berücksichtigen, dass das Gewicht im Verlauf des Monatszyklus durch Wassereinlagerungen schwankt. Das geringste Gewicht ist kurz nach Zyklusbeginn, das höchste am Zyklusende.

Ein paar Gedanken vor dem Start

Wenn Sie nun Ihr Zielgewicht festgelegt haben und mit dem Abnehmen starten wollen, dann bietet Ihnen unser Programm eine Möglichkeit, wie Sie Schritt für Schritt vorgehen können. Für eine dauerhafte Gewichtsabnahme ist es erforderlich, dass Sie sich auf Neues einlassen können. Alte und teilweise lieb gewordene Gewohnheiten müssen in Frage gestellt und evtl. aufgegeben werden. Dafür werden aber neue Erfahrungen Ihr Leben bereichern. Sie werden zufriedener mit sich selbst sein, weil Sie Ihr „Schicksal" selbst in die Hand nehmen und Ihr Problem aktiv angehen. Sie werden stolz auf sich sein können, weil Sie Ihre Ziele aus eigener Kraft erreichen.

Abnehmen heißt, an neuen Erfahrungen zunehmen

Die Situation ist vielleicht vergleichbar mit einem Umzug in eine neue Stadt oder mit einem Wechsel des Arbeitsplatzes. Wenn Sie diese Veränderung wollen, dann nehmen Sie anfangs auch Umstände in Kauf. Sie müssen (oder dürfen) alte Beziehungen, selbstverständlich gewordene Ansichten hinter sich lassen und sich auf neue, unbekannte und daher auch erst einmal unsichere Situationen einstellen. Nach einiger Zeit wird das Neue vertraut und Sie werden Vorteile entdecken, die Ihnen wichtig und wertvoll werden. Irgendwann fügt sich das Neue harmonisch in Ihr Leben und das Alte verliert an Bedeutung.

Stellen Sie sich darauf ein, dass sich der Erfolg wahrscheinlich nicht sofort einstellt. Sie werden immer wieder Verführungen erliegen und Sie werden sich manchmal allein fühlen, weil der Rest der Welt einfach weiterschlemmt. Das ist alles völlig normal. (→ Info, S. 18) Gehen Sie Ihren Weg! Zum „Aufwärmen" empfehlen wir Ihnen, mit unseren Schritt 1 zu beginnen, der Sie anregen möchte, sich Ihre derzeitigen Rahmenbedingungen – Ihr Gewicht, Ihr Essverhalten und Ihre Essgewohnheiten – bewusst zu machen.

Info: 6 Stufen einer Verhaltensänderung

Psychologen haben Veränderungsprozesse analysiert. Sie sehen sechs Stufen, die man kennen und durchschreiten muss, wenn man an sich etwas dauerhaft verändern möchte.

Stufe 1: Abwehr
„Ich will so bleiben wie ich bin", sagen Menschen, in dieser Phase. Obwohl Freunde, Ärzte und Familienangehörige ihnen gute Gründe nennen, dass eine Änderung angesagt sei, sehen sie selbst noch keine Notwendigkeit dafür.
Wer unseren Ratgeber in der Hand hat, müsste diese Stufe eigentlich schon hinter sich gelassen haben ...

Stufe 2: Bewusst werden
„So kann es nicht weitergehen, ich muss etwas ändern"... Diese Erkenntnis hängt häufig mit besonderen Ereignissen zusammen, z. B. einem Jahreswechsel, einem runden Geburtstag oder (schlimmstenfalls) einem Arztbesuch. Die Betroffenen wissen, dass sie etwas verändern müssen, haben aber noch keine klare Vorstellung, wie sie das angehen sollen. Diese Phase ist schwierig zu überwinden, denn häufig kommen Ängste und Verunsicherungen hoch (z. B. „Ich habe schon so viele Diäten probiert und keine hat funktioniert"). Solche Überlegungen können sehr lähmend sein. Hilfreich ist es, mit anderen über die eigenen Zweifel zu sprechen.
Auf dieser Stufe könnten Sie sich jetzt gerade befinden, wenn Sie mit Ihrem Gewicht unzufrieden sind und sich deshalb diesen Ratgeber zugelegt haben.
Wir unterstützen Sie dabei, dass Sie auch die nächsten Stufen erreichen.

Stufe 3: Vorbereitung
„Ab morgen esse ich mehr Gemüse/weniger Butter"... Der Entschluss ist gefasst und verschafft schon angenehme Gefühle, obwohl tatsächlich noch nichts geschehen ist. Viele bleiben in dieser Phase stecken. Hilfreich ist es, wenn man sich in dieser Phase möglichst anschaulich vorstellt, welche Vorteile die erfolgreichen Veränderungen haben werden.
Für jede/n in diesem Stadium geben wir konkrete Tipps, die es erleichtern, Vorsätze praktisch umzusetzen.

Stufe 4: Handeln

„Ich habe gerade frisches Gemüse eingekauft und werde mir jetzt einen Salat zubereiten." „Morgen habe ich mich zu einem langen Spaziergang verabredet." ... Menschen in dieser Phase beginnen zu handeln. Sie haben konkrete Vorstellungen und probieren diese aus. Häufig haben sie aber zu hohe Erwartungen an die Ergebnisse und lassen sich leicht entmutigen, weil sich kurzfristig (auf der Waage) noch keine gravierenden Veränderungen zeigen.

Sollten Sie von schnellen Erfolgen träumen, dann empfehlen wir Ihnen, geduldiger mit sich zu sein und Ihr neues Tun nicht allein an der Waage zu messen. Wenn Sie unsere vorgeschlagenen Schritte umsetzen, dann tun Sie in jedem Fall etwas für Ihre Gesundheit. Und wenn Sie sich nicht nur auf die Ernährung konzentrieren, sondern auch mehr Bewegung und Entspannung probieren, wird sich auf der Waage über kurz oder lang eine Erleichterung zeigen.

Stufe 5: Dranbleiben

„Heute habe ich keine Zeit, mir einen Salat zuzubereiten, aber für eine Portion Nudeln mit Tiefkühlgemüse reicht sie ..." In dieser Phase kehrt Normalität ein. Dies ist die wichtigste Phase, denn jetzt zeigt es sich, ob das bisherige Probieren alltagstauglich ist. Auch in dieser Phase gibt es häufig Rückschläge. Viele sind nicht auf Schwierigkeiten vorbereitet, fallen wieder in den alten „Trott" zurück und geben ihre Ziele vorzeitig auf. Doch es ist wie beim Gehen lernen: Stolpern und Fallen, Wiederaufstehen und Weitermachen gehören dazu.

Wenn Sie ein Stück von Ihrer neuen Route abkommen, dann können Sie also jederzeit wieder dort weitermachen, wo Sie aufgehört haben. Sollten Sie feststellen müssen, dass Sie sich mit einem Schritt übernommen haben, dann nehmen Sie für das „Weitermachen" einen Schritt, der Ihnen leichter fällt.

Stufe 6: Stabilisieren

„Ich kann mir gar nicht mehr vorstellen, dass ich früher kein Gemüse gegessen und keinen Sport gemacht habe." Wer sich in dieser Phase befindet, hat viel geschafft. Die alten Gewohnheiten sind überwunden und Vergangenheit geworden. Die neuen Gewohnheiten haben ihren festen Platz im Alltag bekommen. Freuen Sie sich über Ihr Durchhaltevermögen und Ihren Fortschritt! Auch wenn Sie möglicherweise Ihr Wohlfühlgewicht noch nicht erreicht haben. In unserem Ratgeber finden Sie Tipps, die Sie beim weiteren Abnehmen unterstützen bzw. das geschaffte Wohlfühlgewicht dauerhaft zu halten.

Schritt 1: Meinem Gewicht auf der Spur

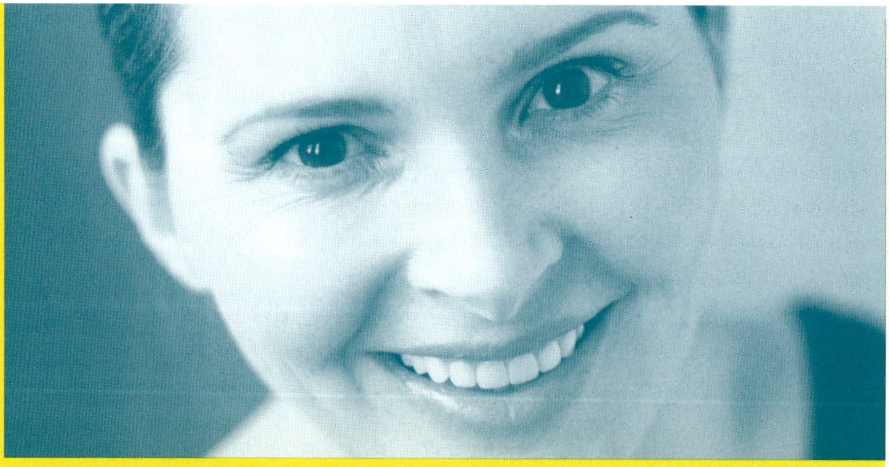

Fragen Sie sich auch manchmal, warum ausgerechnet Sie zu viele Pfunde mit sich herumschleppen? Betrachten Sie manchmal neidvoll Ihre Kollegin oder Ihre Nachbarin und denken: Warum ist die so schlank, die isst ja viel mehr als ich. In diesem Kapitel geht es darum, welche Gründe zu Übergewicht führen können.

Woher kommt (mein) Übergewicht?

Übergewicht hat viele Ursachen – mit einem gemeinsamen Nenner: Die Energieaufnahme – durch Essen und Trinken – und der Energieverbrauch – für Stoffwechsel und Bewegung – sind nicht im Gleichgewicht (→ Energiebedarf, S. 202). Wenn mit der Nahrung mehr Energie aufgenommen wird als der Körper braucht, dann kann sich dieser Überschuss nicht ins Blaue „verdünnisieren", sondern er „verdickt" sich mit der Zeit zu Fettpolstern, denn der Körper hat keine Möglichkeit, zu viel aufgenommene Kalorien wieder auszuscheiden. Er speichert sie stattdessen in Form von Fettgewebe: In einem Kilogramm Körperfett stecken 7000 Kalorien. Rein rechnerisch führt ein Zuviel von 100 kcal am Tag in einem Jahr zu einer Gewichtszunahme von 5 Kilogramm. Dabei sind 100 kcal schnell aufgenommen, wenn man bedenkt, dass die bereits in einem Glas Limonade oder einem halben Schokoriegel stecken. Das Ungleichgewicht zwischen Energieaufnahme und -verbrauch wird noch verstärkt, wenn der Energieverbrauch durch einen bewegungsarmen Lebensstil niedrig ist, also z. B. bei sitzender Tätigkeit und wenig Bewegung in der Freizeit.

In 1 kg Körperfett stecken 7.000 kcal

Die Macht der Gene

Genetische Faktoren haben einen Einfluss auf die Körpergröße, den Knochenbau, das Körpergewicht und die Körperproportionen. Doch die Erbanlagen sind nur in den seltensten Fällen allein für Übergewicht verantwortlich. Es entsteht erst in Verbindung mit einem ungünstigen Ess- und Bewegungsverhalten. Wenn Übergewicht in der Familie häufig vorkommt, dann ist das Abnehmen meistens eine besondere Herausforderung, weil das ungünstige Ess- und Bewegungsverhalten früh durch die Geschmacksvorlieben, Zubereitungsgewohnheiten und Lebenseinstellungen geprägt wurde. Wer diese „Altlast" mitbringt, sollte viel Zeit einplanen, sich durch vermeintliche „Rückschläge" nicht entmutigen lassen und besonders beharrlich das gesteckte Ziel weiter verfolgen. Was man sich in Jahren angewöhnt und angefuttert hat, lässt sich nicht innerhalb weniger Wochen ändern.

Dick durch Diäten?

Häufige strenge Diäten begünstigen ebenfalls Übergewicht. Viele Menschen gehen davon aus, dass sie umso schneller abnehmen je weniger sie essen. Das ist ein Irrtum. Bei der ersten Hungerkur klappt es noch, aber je häufiger Diäten und Hungerkuren durchgeführt werden, desto eher reagiert der Körper mit einem Gegenprogramm. Die Ursachen hierfür liegen in der Entwicklungsgeschichte des Menschen. Seit den Anfängen der Menschheitsgeschichte gab es nicht gleichmäßig ausreichend Nahrung. So war der Körper gezwungen, in guten Zeiten Reserven anzulegen und in schlechten Zeiten möglichst lange von diesen Reserven zu leben.

Diese uralten Mechanismen, die das Überleben der Menschheit über Tausende von Generationen gesichert haben, sind auch heute noch wirksam: Häufiger Hunger signalisiert dem Körper, es sind schlechte Zeiten angebrochen. Der Organismus schaltet deshalb nach einiger Zeit auf „Sparflamme“, das heißt, alle Stoffwechselvorgänge laufen besonders energiesparend ab. Reserven (also Fettpolster) werden langsamer abgebaut, der Grundumsatz (→ S. 202) – also der Energieverbrauch im Ruhezustand („Leerlauf“/„Standby“) – sinkt auf ein Minimum. Dieser geringe Energieverbrauch bleibt auch nach Beendigung der Hungerkur zunächst bestehen. Die Folge ist deshalb eine besonders schnelle Gewichtszunahme, sobald die Energiezufuhr wieder normalisiert wird. Diese Mechanismen sind auch verantwortlich für den sogenannten „Jo-Jo-Effekt“, also dem Auf und Ab des Gewichts, der meistens eher dem „Auf“ Vorschub leistet.

Achtung! „Jo-Jo-Effekt“

Unser Abnehmprogramm basiert nicht auf einer strengen Diät, sondern auf einer schrittweisen Änderung der Ernährungsgewohnheiten und mehr Bewegung. Mit der Änderung der Ernährungsgewohnheiten wird die Energiezufuhr langsam und moderat vermindert und durch vermehrte Bewegung wird der Energieverbrauch gesteigert. So wird der Jo-Jo-Effekt mit Sicherheit vermieden. Auf diese Art und Weise verliert man langsam und dauerhaft an Gewicht. Unsere Ernährungsempfehlungen lassen sich im Alltag gut umsetzen und werden durch entsprechende Rezepte (→ S. 134ff.) ergänzt.

Gestörtes Hunger-Sättigungs-Gefühl

Die Natur hat es eigentlich wunderbar eingerichtet: Der Mensch soll essen, wenn er Hunger hat, und trinken, wenn er durstig ist. Und der Körper signalisiert, wenn er Nachschub braucht, und zeigt, wann er genug hat. Doch leider haben viele Menschen verlernt, auf ihren Körper zu hören.

Hunger und Sattsein wahrnehmen

Diäten, Hungerkuren oder unregelmäßiges und unbewusstes Essen führen dazu, dass die natürliche Regulation von Hunger und Sättigung verloren geht. Viele Menschen ignorieren z. B. ihr Hungergefühl, weil sie meinen, dass sie schneller abnehmen, wenn sie möglichst wenig essen. Die Folge ist ein starker Abfall des Blutzuckspiegels, und der Körper muss die kurzfristigen Energiereserven der Leber aktivieren. Stunden später kommt es oft zu Heißhungeranfällen: Mit großer Gier wird all das verschlungen, was einem in den Sinn kommt und in die Finger gerät. Solche Attacken können nur durch regelmäßige Mahlzeiten vermieden werden. Hinweise für die Gestaltung der Mahlzeiten im Tagesablauf finden Sie im Kapitel „Ich esse weniger aber regelmäßig“ (→ S. 90ff.).

Auch die Wahrnehmung des Sättigungsgefühls kann gestört sein. Die Weichen werden hierfür oftmals bereits in der Kindheit gestellt. Wer als Kind seinen Teller immer leer essen musste, hat oft auch als Erwachsene/r Schwierigkeiten, den richtigen Zeitpunkt für das „Aufhören" zu finden. Man spürt nicht, wann man satt ist. Wie Sie den richtigen Zeitpunkt zum Aufhören finden, also besser merken, wann Sie satt sind, erfahren Sie ebenfalls im zuvor genannten Kapitel.

Ungünstiges Bewegungsverhalten

Die heutige Zeit ist trotz aller Schnelllebigkeit und hoher Mobilität durch eine ausgeprägte Bewegungsarmut gezeichnet: Zur Fortbewegung wird häufig nur noch der Fuß auf dem Gaspedal bewegt, die Arbeit wird hauptsächlich im Sitzen erledigt und in der Freizeit werden fast nur noch die Finger auf der Fernbedienung des Fernsehers betätigt. Der durch fehlende Bewegung bedingte geringe Energiebedarf, der nur ein wenig mehr dem des Grundumsatzes oder bei Bettlägerigkeit entspricht, wird aber meistens nicht durch eine entsprechend geringere Energiezufuhr kompensiert. Darum geht es in diesem Ratgeber nicht nur um die Ernährung, sondern auch um mehr Bewegung. Was Bewegung im Alltag und in der Freizeit bringt, finden Sie im Kapitel „Ich bewege mich mehr" (⇢ S. 40ff.).

Wenig Bewegung und viel Essen passen nicht zusammen

Ungünstige Lebensmittelauswahl

Hinter einer zu hohen Energiezufuhr steckt häufig eine ungünstige Lebensmittelauswahl, wobei es nicht allein um die Menge, sondern auch um die Beschaffenheit geht. Fett- und kalorienreiche Lebensmittel (z. B. Wurst, Pommes) stehen zu häufig auf dem Speiseplan, kalorienarme Lebensmittel (z. B. Gemüse und Obst) dagegen zu selten. In diesem Ratgeber erfahren Sie, wie Sie Ihren Speiseplan so zusammenstellen können, dass die Energieaufnahme im richtigen Rahmen bleibt. Wir empfehlen Ihnen, Ihre Ernährungsgewohnheiten mit Hilfe unserer weiteren Schritte nach und nach zu verändern. Wer gleich „aufs Ganze" gehen möchte und es sich zutraut, findet das dafür nötige Gerüst im Kapitel „Unser Ernährungsprogramm kompakt" (⇢ S. 114ff.).

Essen als Ersatz

Essen hält Leib und Seele zusammen – das ist bekannt. Wenn aber das Futtern für die Seele überhand nimmt, Ersatz für fehlende Zuwendung oder Ventil für Ärger, Stress und Kummer wird, dann hat Essen nichts mehr mit Genuss zu tun, sondern ist nur noch momentane Beruhigung oder ein „Zustopfen" von Problemen. Auch dieses Verhalten wird oftmals schon in der Kindheit geprägt: Ein trauriges oder verärgertes

Kind bekommt mit oder auch statt liebevoller Zuwendung ein Bonbon oder einen Schokoriegel. So lernt es: Unangenehme Gefühle lassen sich mit Süßem vertuschen, ohne dass die wirklichen Ursachen angegangen werden. Und dieses Prinzip wenden auch viele als Erwachsene noch an. Wie Sie diese Mechanismen durchbrechen können, darum geht es ab Seite 80.

Fragen Sie sich, womit **Ihr** Übergewicht zusammenhängen könnte ? Im folgenden haben wir dazu zwei Checks zusammengestellt.

Check: Meinen Essgewohnheiten auf der Spur

Versetzen Sie sich zurück in die Zeit, als Sie Kind waren.
Beantworten Sie folgende Fragen:

1 Wie waren die Essgewohnheiten in Ihrer Familie?

- Gab es regelmäßige Mahlzeiten?
- Wie war die Atmosphäre am Esstisch?
- Welche Erinnerungen habe ich an die gemeinsamen Mahlzeiten mit meiner Familie? Sind sie angenehm oder eher unangenehm?

2. Wie wurden die Mahlzeiten gestaltet?

- Bekam ich nur genug zu essen, wenn ich möglichst schnell meine Portionen sicherte?

- Durfte ich mich selbst bedienen und die Essensmenge selbst bestimmen?

- Musste ich immer den Teller leer essen?

3. Konnte ich mitbestimmen, was es zu essen gab, oder musste ich essen, was auf den Tisch kam?

4. Welche Lieblingsspeisen hatte ich?

5. Und was mochte ich gar nicht?

6. Wurde ich mit Essen getröstet, wenn ich traurig oder alleine war?

7. Wurde ich mit Süßigkeiten belohnt, wenn ich etwas Besonderes geleistet hatte?

8. Welche Vorlieben, Abneigungen und Essgewohnheiten aus meiner Kindheit habe ich heute noch?

9. Was ist anders geworden? Wodurch hat es sich verändert?

Check: Mein bisheriger Gewichtsverlauf

Eine weitere Möglichkeit, den persönlichen Ursachen für Übergewicht auf die Spur zu kommen, ist die Betrachtung des langfristigen Gewichtsverlaufs. Wie hat sich Ihr Gewicht im Laufe Ihres Lebens verändert? Manchmal gibt es besondere Ereignisse, die Gewichtsveränderungen auslösen (z. B. die Geburt eines Kindes, ein Ortswechsel, eine Trennung).
Tragen Sie Ihren Gewichtsverlauf und herausragende Ereignisse in Ihrem Leben in das folgende Schema ein. Überlegen Sie, ob und wie die jeweiligen Ereignisse und Lebensumstände Ihr Gewicht beeinflusst haben.

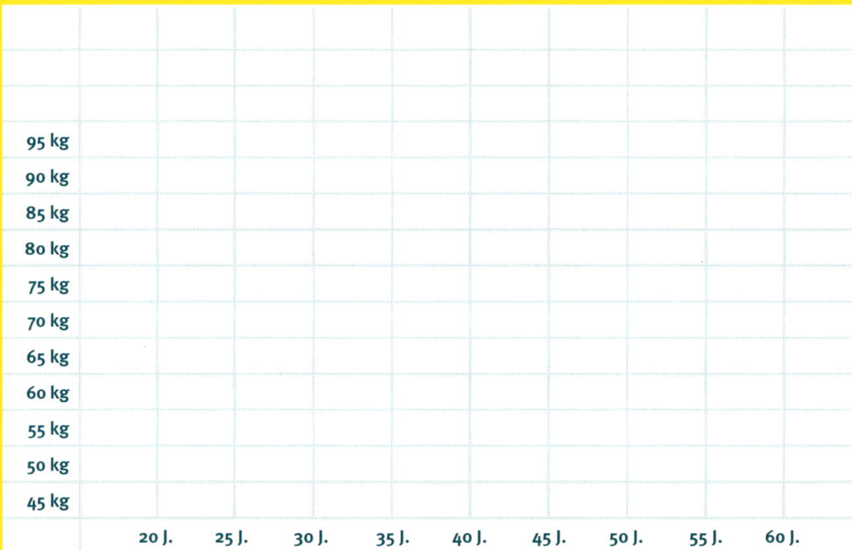

Fragen zur Gewichtskurve:

1. Was fällt Ihnen auf, wenn Sie sich Ihre Gewichtskurve anschauen?

2. Welche Ereignisse und Lebensumstände haben Ihr Gewicht beeinflusst?

3. Wie haben Sie sich mit dem jeweiligen Gewicht gefühlt?

4. Welche Erkenntnisse ziehen Sie aus Ihren Beobachtungen?

Wenn Sie persönlich Bilanz gezogen haben, können Sie den Blick nach vorne richten. Auf der nächsten Seite bieten wir an, Ihre persönlichen Wünsche und Ziele festzuhalten. Unterschätzen Sie nicht die Macht solcher Vereinbarungen mit sich selbst. Wenn Sie sich Ihre Wünsche und Ziele deutlich vor Augen geführt haben, dann beschäftigt sich auch Ihr Unterbewusstsein weiter damit. Und Sie können sich ggf. immer wieder selbst erinnern, was Sie sich vorgenommen haben.

Meine Wünsche und Ziele

- **Was möchte ich langfristig erreichen?**

- **Was möchte ich kurzfristig in den nächsten Monaten schaffen?**

(Übertragen Sie evtl. das „Etappenziel" von S. 15 hierher).

- **Auf welcher Stufe der Veränderungen** (⇢ S. 18) **befinde ich mich zur Zeit?**

- **Was werde ich tun, um mein(e) Ziel(e) zu erreichen?** (z. B. mit Schritt XY anfangen)

- **Wann will ich konkret anfangen?**

- **Wer könnte mich dabei unterstützen?**

- **Wem will ich davon erzählen, weil er/sie mich zusätzlich motivieren könnte?**

- **Wem will ich nicht davon erzählen?**

Datum

Schritt 2: Ich trinke mehr!

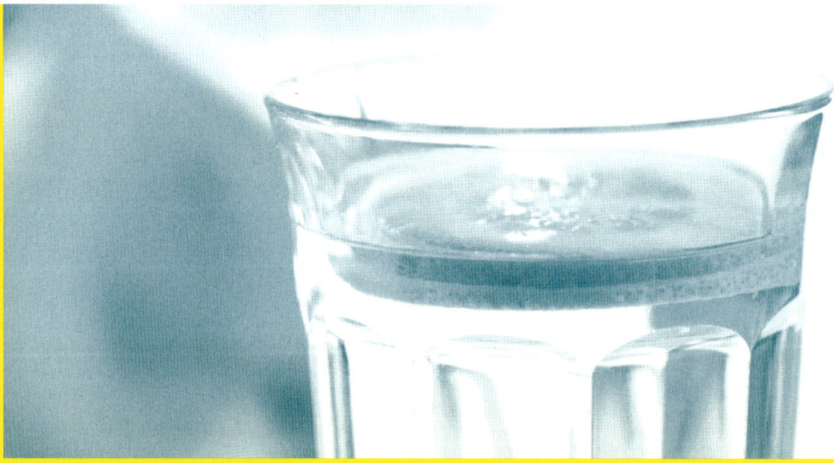

Als zweiten Schritt auf dem Weg zum Wohlfühlgewicht haben wir das Trinken gewählt. Trinken ist bekanntlich wichtiger als Essen, überlebt der Mensch ohne zu trinken doch kaum drei Tage. In diesem Kapitel geht es um die Bedeutung des Trinkens für das Wohlbefinden und warum es eine Grundvoraussetzung für das Abnehmen ist.

Ohne Wasser läuft nichts

Viele Menschen trinken zu wenig, egal ob sie Gewichtsprobleme haben oder nicht. Für Übergewichtige kann dies aber besonders fatale Folgen haben. Wer zu wenig trinkt, riskiert, dass Körpersignale falsch wahrgenommen werden: Durst wird mit Appetit verwechselt, auf Grund eines flauen Gefühls greift man zu etwas Essbaren, obwohl der Körper eigentlich zeigen will, dass er „nur" einen Nachschub an Wasser benötigt. Wegen dieses Irrtums werden leicht mehr Kalorien aufgenommen als der Körper verbraucht. Darum halten wir ausreichendes Trinken für eine Grundvoraussetzung für alle, die abnehmen wollen. Ohne Wasser läuft nichts im Körper. Wasser sorgt für den Transport von lebensnotwendigen Stoffen in die Zellen und ebenso für die Ausscheidung von schädlichen Endprodukten des Stoffwechsels. Viel Trinken erleichtert oftmals das Abnehmen, weil die Stoffwechselprozesse angeregt und Hungergefühle etwas gedämpft werden. Außerdem bleibt die Haut straff und elastisch, weil sie ausreichend Feuchtigkeit von innen erhält.

Welches Getränk darf es sein?

Das ideale Getränk hat folgende Eigenschaften: Es schmeckt gut, löscht den Durst, liefert keine oder kaum Kalorien und versorgt den Körper trotzdem mit Wasser und Mineralstoffen. Alle diese Eigenschaften erfüllen **Trink- bzw. Leitungs- oder Mineralwasser** am besten. Sie gleichen die Flüssigkeitsverluste des Körpers optimal aus. Trink- wie Mineralwasser sind preiswert, gänzlich kalorienfrei und gesundheitlich unbedenklich. Trinkwasser hat den Vorteil, dass es nahezu überall und jederzeit verfügbar ist. Mineralwasser enthält im Vergleich zu Trinkwasser meistens mehr Mineralstoffe. Gezielt ausgewählt, kann Mineralwasser dem Körper z. B. zusätzliches Calcium und Magnesium liefern, beides Mineralstoffe, die für den Knochenaufbau und die Muskeltätigkeit notwendig sind. Bevorzugen Sie hierfür Mineralwässer, die mindestens 150 mg Calcium (Ca^{2+}) und/oder mindestens 50 mg Magnesium (Mg^{2+}) enthalten.

Ähnlich preisgünstig und vorteilhaft sind **ungesüßte Kräuter- und Früchtetees.** Sie sind ebenfalls kalorienfrei, geben aber durch Farbe und Geschmack für Auge und Zunge mehr her. Viele Menschen verbinden mit den Begriffen „Kräuter- und Früchtetees" unangenehme Erinnerungen, wie Krankheit, Jugendherberge o. Ä. Doch die Zeiten haben sich geändert. Es gibt heute eine Vielzahl von Kräuter- und Früchtemischungen, die z. B. erfrischend nach Zitrone oder angenehm fruchtig schmecken, so dass für jede/n etwas Wohlschmeckendes dabei sein dürfte.

Fruchtsaft-Schorlen sind gute Durstlöscher, insbesondere Apfelschorle nach dem Sport. Der Fruchtsaft sollte im Verhältnis 1:2 mit Mineralwasser verdünnt werden.

Reine Frucht- und Vitaminsäfte eignen sich als Durstlöscher nicht so gut, weil sie relativ viele Kalorien enthalten (200 ml Saft = 90 kcal). Sie sind aber auf jeden Fall besser als zuckerhaltige **Fruchtnektare, Fruchtsaftgetränke und Limonaden.** Aufgrund deren Zuckergehalts wird die Flüssigkeit vom Körper erst verzögert aufgenommen. Außerdem liefern sie unnötige Kalorien (→ Kalorientabelle für Getränke, S. 38) und führen zu Schwankungen des Blutzuckerspiegels.

Achtung: Zucker!

Mit Süßstoff gesüßte Getränke („Lightgetränke") sind in größeren Mengen ebenfalls nicht empfehlenswert. Es werden zwar Kalorien eingespart, aber ihr intensiver Süßgeschmack stumpft die Geschmacksnerven ab und kann die Lust auf Süßes steigern.

Milch und Jogurt-Drinks sind deshalb keine geeigneten Durstlöscher, da sie für ein Getränk zu kalorienreich sind. Sie eignen sich jedoch gut als Teil einer Zwischenmahlzeit. Reine Buttermilch und Trinkmolke sind, da sie wertvolles Eiweiß enthalten, empfehlenswerte Getränke, allerdings auch nicht in übermäßigen Mengen.

Colagetränke, Energy-Drinks, Kaffee sowie **Schwarz- und Grüntees** enthalten Koffein, das die Nieren bei einem hohen Konsum zur vermehrten Wasserausscheidung anregt. Ob damit ein Negativeffekt auf den Wasserhaushalt verbunden ist, ist wissenschaftlich umstritten. Wir halten koffeinhaltige Getränke nur dann für sinnvoll, wenn eine Kreislauf anregende Wirkung gewünscht wird. Um Gewöhnungseffekte zu vermeiden, sollte ihr Konsum auf zwei bis drei Tassen bzw. Gläser am Tag begrenzt werden. Ein Glas Wasser zum Kaffee – wie in südlichen Ländern üblich – kann nicht schaden.

Alkoholische Getränke, wie Bier, Wein oder sogar Hochprozentiges, sind ebenfalls keine geeigneten Durstlöscher. Sie haben einen hohen Kaloriengehalt und regen die Wasserausscheidung an, so dass sie – in großen Mengen getrunken – ebenfalls einen Negativeffekt auf den Wasserhaushalt des Körpers ausüben. Außerdem hemmt Alkohol die Fettverbrennung und wirkt damit als Bremse beim Abnehmen.

Check: Meine Trink-Bilanz

Wissen Sie, wie viel Sie trinken? Falls nicht, empfehlen wir Ihnen,

- sich ein wenig Zeit zu nehmen, und zu überlegen, wie viel Sie heute oder gestern getrunken haben. Tragen Sie die Getränke mit der Uhrzeit in die untenstehende Tabelle ein. Versuchen Sie auch die Mengen abzuschätzen (eine Teetasse entspricht 150 ml, ein Kaffeebecher 200 ml, ein Glas je nach Größe 150–200 ml)

oder

- für ein paar Tage ein Trink-Tagebuch zu führen. Das bedeutet, Sie schreiben alles auf, was Sie trinken. Abends ziehen Sie Bilanz.

Uhrzeit	Getränk	Menge
	Summe	

Auswertung

Sie liegen richtig, wenn Sie jeden Tag mit etwa acht bis zehn Gläsern oder Tassen auf 1,5 bis 2 Liter Flüssigkeit kommen. Liegen Sie drüber, schadet es nicht, vorausgesetzt die Getränke sind größtenteils kalorienfrei. An heißen Tagen und beim Sport sollten es sogar noch vier bis fünf Gläser mehr sein, denn Schweißverluste von bis zu zwei Litern pro Stunde sind auszugleichen.

Mehr trinken – praktisch umgesetzt

Der Durst ist ein seltsames Phänomen: Je weniger man gewöhnt ist zu trinken, desto weniger spürt man ihn. Aber das Durstempfinden wird intensiver, wenn man sich ein bis zwei Wochen angewöhnt hat, mehr zu trinken. Wir geben Ihnen im Folgenden ein paar Anregungen, wie Sie sich in den ersten Wochen selber „überlisten" und motivieren können, wenn sie noch selten Durst empfinden.

1. Ändern Sie Ihre Einstellung!

Messen Sie dem Trinken die Bedeutung bei, die es verdient. Stellen Sie sich einen Wecker, der Sie stündlich daran erinnert, dass Sie etwas trinken wollen.

2. Schaffen Sie ‚Rituale'!

„Rituale schaffen" heißt hier: Gewöhnen Sie sich an, zu bestimmten Gelegenheiten ein Glas Wasser zu trinken, z. B. morgens direkt nach dem Aufstehen oder abends vor dem Zubettgehen. So wie Sie es sich angewöhnt haben, morgens und abends die Zähne zu putzen. Weitere gute Gelegenheiten sind auch:

- vor jeder Mahlzeit (füllt zudem auch den Magen)
- bei der Ankunft am Arbeitsplatz
- beim Heimkommen nach der Arbeit oder nach dem Einkaufen.

3. Sorgen Sie für ein ständiges Angebot!

- Besorgen Sie sich einen Kasten Mineralwasser, so dass Sie immer einen Vorrat haben. Stellen Sie sich eine Flasche oder einen Krug mit Wasser und ein Glas gut sichtbar an die Orte, wo Sie sich häufig aufhalten, z. B. im Büro auf den Schreibtisch, in der Küche auf die Arbeitsplatte, im Lehrerzimmer oder Aufenthaltsraum auf Ihren Platz.
- Gewöhnen Sie sich an, morgens im Büro oder zu Hause eine (Thermos-)Kanne mit Kräuter- oder Früchtetee zu kochen, die sie im Laufe des Vormittags leer trinken.
- Stellen Sie zu den Mahlzeiten ein Getränk auf den Tisch.

4. Sorgen Sie für Abwechslung!

Wenn Ihnen Wasser zu eintönig ist, sorgen Sie für Abwechslung: verschiedene Früchte- und Kräutertees, Schwarztee, gelegentlich ein Glas Saftschorle. Wechseln Sie zwischen verschiedenen Mineralwasser- und Teesorten ab oder nehmen Sie zu Hause und am Arbeitsplatz unterschiedliche Getränke.

So könnte Ihr Trinkplan aussehen

Zeitpunkt	Getränk	Menge	Haben Sie's geschafft?
nach dem Aufstehen	1 Glas Wasser	150 ml	
Frühstück	1 Glas Orangensaft	150 ml	
	1 Becher Kaffee mit Milch	200 ml	
Büro	2 Tassen Früchtetee	300 ml	
Vor dem Mittagessen	1 Glas Wasser	150 ml	
Beim Mittagessen	1 Glas Apfelschorle	150 ml	
Nachmittags	2 Tassen Schwarztee	300 ml	
Vor dem Abendessen	1 Glas Wasser	150 ml	
Beim Abendessen	1 Tasse Kräutertee	150 ml	
Beim Fernsehen	1 Glas Apfelschorle	150 ml	
Vor dem Schlafengehen	1 Glas Wasser	150 ml	
	insgesamt	2000 ml	

An diesem Beispiel sehen Sie, dass – im Prinzip – über den Tag verteilt Trinken im „Stundentakt“ angesagt ist.

? Wasser mag ja der beste Durstlöscher sein – aber was ist, wenn es mir nicht schmeckt ?

Viele Menschen glauben, Wasser habe keinen Geschmack und trinken es deshalb nicht. Wer regelmäßig Wasser trinkt, entdeckt durchaus erstaunliche Unterschiede. Beim Leitungswasser haben Sie keine Wahl, aber beim Mineralwasser gibt es ein reichhaltiges Angebot. Richten Sie sich darum bei der Auswahl Ihres Mineralwassers nicht nur nach dem Preis. Probieren Sie unterschiedliche Marken aus und wählen Sie das Wasser, das Ihnen am besten schmeckt. Probieren Sie Sorten mit wenig oder viel Kohlensäure. Achten Sie auch auf die Zusammensetzung: Sportlich Aktive können zu einem magnesiumreichen Mineralwasser (mind. 50 mg Mg^{2+} pro Liter) greifen. (Magnesium sorgt für eine gute Funktion der Muskeln und schützt vor Muskelkrämpfen.) Wer wenig Milchprodukte zu sich nimmt oder wer ein erhöhtes Risiko für Osteoporose hat (z. B. Frauen nach den Wechseljahren) kann ein calciumreiches Mineralwasser (mind. 150 mg Ca^{2+} pro Liter) auswählen. Die Zusammensetzung des Mineralwassers steht auf dem Flaschenetikett.

? Muss ich auf Alkohol verzichten, wenn ich abnehmen will?

Nein, wenn Sie alkoholische Getränke grundsätzlich als Genussmittel betrachten und nicht täglich trinken, brauchen Sie darauf nicht zu verzichten. Alkoholische Getränke sind aber deutliche „Dickmacher“, denn sie liefern schnell eine beträchtliche Menge an Kalorien, ohne dass man es merkt. 1 g Alkohol liefert 7 Kalorien, also fast so viel wie 1 g Fett. Außerdem regt Alkohol den Appetit an und hemmt die Fettverbrennung. Gegen ein gelegentliches Glas Bier oder Wein zum Essen ist jedoch nichts einzuwenden. Trinken Sie zum Wein immer ein Glas Wasser – nach dem Motto: Wasser für den Durst, Wein für den Genuss. Auf Hochprozentiges (z. B. Weinbrand, Whisky oder Cocktails) sollten Sie jedoch besser ganz verzichten, weil sie „hochprozentige“ Kalorien liefern.

Wer sein tägliches Bier oder Glas Wein gewöhnt ist, kann einmal ausprobieren, dies für zwei bis drei Wochen sein zu lassen. Das kann das Abnehmen enorm erleichtern, weil der hemmende Effekt auf die Fettverbrennung wegfällt. Der Verzicht auf die Ihnen möglicherweise entgehende entspannende Wirkung gelingt besser, wenn Sie sich gleich eine Alternative aussuchen: z. B. ein Spaziergang, mit den Kindern spielen, Entspannungsmusik, eine Tasse Tee, eine Duftlampe, Duschen ... (→ Kapitel „Ich sorge für mehr Entspannung“ S. 108).

Info: Wasser ist Leben!

Unser Körper besteht zu rund 60 Prozent aus Wasser, dies entspricht fast zwei Drittel des Körpergewichts! Bei einem Körpergewicht von 65 kg macht dies 39 kg aus. Berechnen Sie doch einmal, wie viel Wasser in Ihrem Körper ist, indem Sie Ihr Körpergewicht mit 0,6 malnehmen.

Wasser ist aufgrund seiner charakteristischen chemischen Struktur und seiner besonderen chemischen Eigenschaften prädestiniert, Lebensprozesse zu ermöglichen und zu erhalten. Unsere Körperzellen können nur dann gut mit Nährstoffen versorgt werden, wenn ausreichend Wasser vorhanden ist, weil fast alle Stoffe die Zellmembran nur in gelöster Form passieren können. Bereits bei einem Verlust von zwei Prozent der Körperflüssigkeit (etwa ein Liter) werden die Leistungsfähigkeit und das Konzentrationsvermögen beeinträchtigt.

Darum setzt normalerweise bei einem Verlust von 0,5 bis ein Prozent des Körperwassers (etwa 300 bis 400 ml) ein Durstgefühl ein. Wird der Flüssigkeitsverlust nicht rechtzeitig ersetzt, dann wird das Blut dickflüssiger und die Zellen werden nicht mehr gut mit Nährstoffen versorgt. Die Zellen verhungern und trocknen von innen aus. Man fühlt sich schlapp, ähnlich wie eine Blume, die zu wenig gegossen wurde. Abnahmen der Gesamtkörperflüssigkeit um drei Prozent führen bereits zu einem Rückgang der Harnproduktion, so dass die Nieren Giftstoffe nicht mehr ausreichend ausscheiden können. Durch eine Unterversorgung mit Wasser kann es zu verschiedenen Beschwerden kommen, die aber häufig nicht mit dem Wasserverlust in Verbindung gebracht werden, z. B. häufige Kopfschmerzen, Verstopfung, Nierensteine, Herzrhythmusstörungen und auch Bluthochdruck.

Der Körper scheidet über Haut, Lunge, Darm und Urin täglich rund 2,3 Liter Flüssigkeit aus. Bei warmem Wetter, schweren körperlichen Arbeiten oder Ausdauersport können es sogar bis zu acht Liter am Tag sein. Manche Arzneimittel (z. B. Diuretika) können die Wasserausscheidung ebenfalls erhöhen. Diese Verluste müssen durch Getränke und wasserhaltige Nahrung ausgeglichen werden.

Weil der Wasserbestand des Körpers für das Überleben so wichtig ist, wird der Durst im Gehirn gesteuert. Viele Einflussfaktoren sind für die Regulation des Durstempfindens verantwortlich, u. a. Volumenrezeptoren im Herzvorhof und Mineralstoffgehalte im Blut. Durst äußert sich durch ein Gefühl der Trockenheit in Mund und Kehle, bedingt durch die Abnahme der Speichelsekretion.

Ob Sie ausreichend trinken, können Sie an Menge, Farbe und Geruch Ihres Urins erkennen. Wer ausreichend trinkt, muss vier bis sechs mal am Tag seine Blase entleeren und hat einen hellgelben, geruchlosen Urin. Ein dunkler Urin mit einem intensiven Geruch ist ein Zeichen für eine zu geringe Flüssigkeitsaufnahme.

Dem Körper würde Wasser als Getränk ausreichen. Doch der Geschmackssinn verlangt nach mehr. Wer seinen Durst immer mit Milch, Limonade oder Bier löscht, riskiert leicht einen Überschuss an Kalorien. Ein halber Liter Milch oder Cola enthält immerhin etwa 300 kcal (soviel wie ein kleines Steak). Wer abnehmen will, sollte deshalb möglichst kalorienfreie und ungesüßte Getränke bevorzugen. (→ Kalorientabelle, S.38)

Kalorientabelle für Getränke

Getränk	Kcal pro 100 ml	Verzehrsübliche Portion	Kcal pro Glas bzw Tasse
Mineralwasser/Trinkwasser	0	200 ml	0
(Kräuter-/Früchte)Tee, Kaffee (ungesüßt, ohne Milch)	0	200 ml	0
Apfelschorle 2:1	19	200 ml	38
Apfelsaft	57	200 ml	114
Orangensaft	44	200 ml	88
Limonade	49	200 ml	98
Cola	57	200 ml	114
Cola light	0,3	200 ml	0,6
Buttermilch	35	200 ml	70
Milch (1,5 % Fett)	47	200 ml	94
Milch (3,5 % Fett)	64	200 ml	128
Kakao aus Milch	95	200 ml	190
alkoholfreies Bier	26	300 ml	78
Malzbier	55	300 ml	165
Diätbier	38	300 ml	114
Bier (Pils)	42	300 ml	126
Wein, trocken	70	200 ml	140
Sekt, trocken	83	100 ml	83
Daiquiri, Longdrink	85	100 ml	85
Campari Bitter, 25 Vol.-%	200	20 ml	50

Zusammenfassung

In diesem Kapitel ging es darum, dass ausreichendes Trinken eine wichtige Voraussetzung für das Abnehmen ist. Welche Anregungen waren wichtig für Sie? Und was nehmen Sie sich in Zukunft vor?

- **Wichtig war für mich, dass**

- **Ich nehme mir vor, dass**

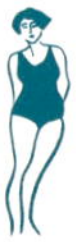

Schritt 3: Ich bewege mich mehr!

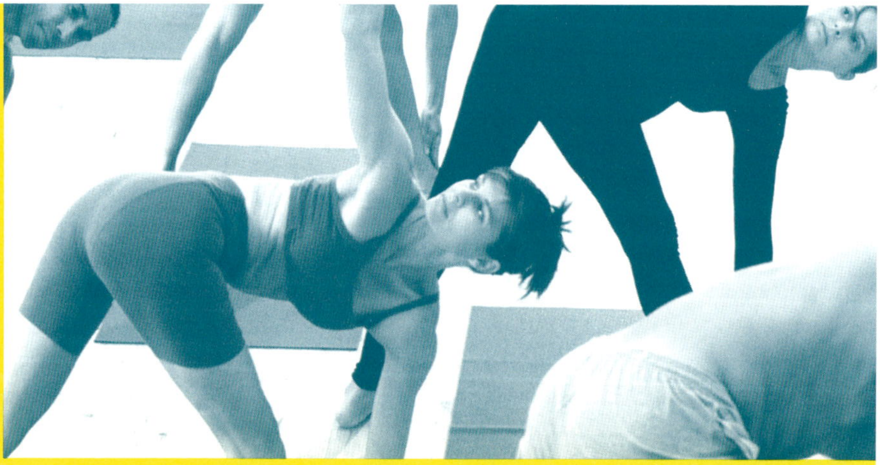

Ausreichende Bewegung ist das A und O beim Abnehmen und mindestens ebenso wichtig wie reichliches Trinken und die richtige Ernährung. Doch wie kommt man in Bewegung und welche Bewegungsarten sind zum Abnehmen am besten geeignet?

Warum Bewegung so wichtig ist

Übergewicht und Bewegungsmangel hängen ganz eng zusammen. Wer den ganzen Tag sitzt und sich kaum bewegt, verbraucht kaum Energie. Bei körperlicher Anstrengung und Bewegung sieht das schon ganz anders aus. Wer beispielsweise eine Stunde joggt, verbraucht zwischen 600 und 800 kcal, soviel wie eine reichliche Mahlzeit. Wenig Bewegung hat zudem zur Folge, dass sich die Muskeln zurückbilden, was den Energieverbrauch des Körpers weiter vermindert. Es ist schon ein Dilemma: Je weniger man sich bewegt, desto unbeweglicher, kraftloser und bewegungsfauler fühlt man sich mit der Zeit. Wer diesen Teufelskreis durchbricht und anfängt, sich mehr zu bewegen, wird (wieder) leichtfüßiger und spürt bald auch wieder mehr Spaß an Bewegung.

Der Energieverbrauch wird durch mehr Bewegung auf doppelte Weise erhöht. Jede Bewegung verbraucht direkt Energie. Der zusätzliche Energieverbrauch durch eine Stunde Sport beträgt pro kg Körpergewicht zwischen 3 kcal (beim Tanzen) und 17 kcal (beim Marathonlauf). Bewegung kräftigt aber auch die Muskeln und starke Muskeln verbrauchen – auch im Ruhezustand – mehr Energie. Deshalb wird die Gewichtsabnahme durch mehr Bewegung – egal ob im Alltag oder im Sport – erheblich erleichtert. Außerdem werden gelegentliche „Ausrutscher“ beim Essen und Trinken durch regelmäßige Bewegung besser aufgefangen. Und: Regelmäßige Bewegung trägt auch entscheidend dazu bei, dass das neue Gewicht nach einer Gewichtsabnahme erhalten bleibt.

Unabhängig von diesen schon allein stimmungsfördernden Aspekten wirkt vermehrte Bewegung, vor allem an frischer Luft, auch positiv auf die Psyche: Stresshormone werden abgebaut, Ärger und Frust „abreagiert“, und Botenstoffe für die gute Laune gebildet. Eine regelmäßig ausgeübte Sportart verbessert das Selbstbewusstsein, fördert die Flexibilität und kann von Essgelüsten ablenken. Und schließlich ist regelmäßige Bewegung auch positiv für die Gesundheit. Laut Aussage der Weltgesundheitsbehörde WHO senkt regelmäßige Bewegung das Risiko für Herz-Kreislauf-Erkrankungen, Diabetes, Bluthochdruck, Dickdarmkrebs, Osteoporose und Depressionen. Die WHO empfiehlt Personen mit sitzender Tätigkeit mindestens 30 Minuten Bewegung am Tag. Zur Vorbeugung und zum Abbau von Übergewicht werden täglich 60 Minuten empfohlen.

30 Minuten Bewegung am Tag – ein guter Grundsatz

Check: Meine aktuelle Bewegungsbilanz

Überlegen Sie einmal, wie viel Sie sich in den letzten Tagen bewegt haben! Oder führen Sie eine Woche ein Aktivitäts-Tagebuch. Notieren Sie, wann, wie lange und mit welcher Intensität Sie sich bewegt haben.

Beispiel für ein Aktivitäts-Tagebuch

Tag/Uhrzeit	Aktivität	Dauer (Stunden)	Bewegungs-intensität	Wie haben Sie sich dabei gefühlt? Z. B.
Montag: 8.00 – 8.30	mit dem Fahrrad zur Arbeit gefahren	0,5	locker	angenehm, da schönes Wetter
8.30 – 12.30	Büroarbeit	4	keine	gestresst
12.30 – 13.00	mit dem Fahrrad nach Hause gefahren	0,5	intensiv, da Gegenwind	hat gut getan
15.00 – 17.30	Hausarbeit, Fenster putzen	2,5	anstrengend	zufrieden
19.00 – 20.00	Spaziergang	1	flott	war erholsam

Jeder Schritt zählt! – auch im Alltag

Bewegung im Alltag läppert sich …

5 min Treppensteigen am Tag ersparen ein gutes Kilo Körpergewicht über ein Jahr hinweg und …

Mehr Bewegung muss nicht gleich in Hochleistungssport ausarten. Es gibt viele Möglichkeiten, sich im Alltag „nebenbei" mehr zu bewegen. Zugegeben, dies erscheint eher unspektakulär, hat aber nicht zu leugnende Effekte. Es fördert die Kondition und steigert den Energieverbrauch, es kostet kaum mehr Zeit und gar kein Geld. Was solche „läppischen" Übungen bringen, sei an zwei Beispielen deutlich gemacht: Für eine Minute Treppen steigen (statt Aufzug oder Rolltreppe zu benutzen) verbrauchen Sie lächerliche 5 kcal, in 5 Minuten sind es aber schon 25, die sich auch ruhig über den Tag verteilen dürfen. Und wenn Sie an 365 Tagen 5 Minuten Treppen steigen, dann verbrennen Sie allein dadurch bereits 9000 kcal (entspricht einem Potential von rund 1,25 kg Körperfett).

Wenn Sie zusätzlich jeden Tag etwa 20 Minuten mehr als bisher zu Fuß gehen, würden Sie dabei rund 80 kcal verbrauchen, die über ein Jahr hinweg gerechnet einem Energieverbrauch von knapp 30.000 kcal entsprechen; dies würde potentiell weitere vier kg Körperfett „wegschmelzen" oder sie gar nicht erst entstehen lassen.

... 20 min Gehen am Tag helfen, 4 Kilo Mehrgewicht zu vermeiden

! Tipps für mehr Bewegung im Alltag

- Fahren Sie mit dem Fahrrad zur Arbeit oder gehen Sie zu Fuß.
  Wenn der Weg zu lang ist, parken Sie Ihr Auto etwas weiter weg und gehen Sie ein paar hundert Meter zu Fuß. Nutzer/innen des öffentlichen Nahverkehrs können eine oder zwei Stationen früher aus dem Bus oder der Bahn steigen.
- Machen Sie kleine Besorgungen zu Fuß oder mit dem Fahrrad.
- Nehmen Sie grundsätzlich die Treppe, meiden Sie Rolltreppen und Aufzüge.
- Treffen Sie sich am Abend oder Wochenende mit Freunden zum Fahrradfahren oder Spazieren statt zum Essen.
- Spielen Sie mal wieder Ballspiele mit Ihren Kindern oder den Kindern Ihrer Freunde.
- Lassen Sie notwendige Arbeiten im Haushalt und Garten nicht nur durch Maschinen erledigen. Auch wenn viele Menschen Garten- und Hausarbeit lästig finden: Sie sind zum Kalorien verbrauchen bestens geeignet.
- Sorgen Sie im Urlaub für Bewegung an der frischen Luft (z. B. Wandern, Rudern).
- Das „Gassigehen" mit eigenem oder „ausgeliehenem" Hund fördert ebenfalls regelmäßige Bewegung.

Mit mehr Bewegung in Gang kommen

Die nächste Möglichkeit für mehr Bewegung heißt regelmäßig Spazieren gehen. Wer wenig Bewegung gewöhnt ist, beginnt mit 30 Minuten an jedem zweiten Tag. Wenn Sie sich daran gewöhnt und auch Ihren Spaß daran gefunden haben, dann können Sie die Häufigkeit, Dauer und die Geschwindigkeit steigern. So kommen Sie fließend vom Spazieren gehen über strammeres Gehen zum Walking. Eine weitere Steigerung wäre das Nordic Walking – das Walking mit Gehstöcken, bei dem der ganze Körper in Bewegung und der Kalorienverbrauch besonders hoch ist.

Nächste Steigerung: Mehr Spazierengehen

Jede Form des Gehens ist für Übergewichtige gut geeignet, weil es die Gelenke schont und weil der Muskel in einem Bereich arbeitet, bei dem der Energieverbrauch besonders hoch ist. Wir halten das Walking für besonders vorteilhaft: Es ist leicht zu erlernen, man braucht außer guten Schuhen keine spezielle Ausrüstung und es ist jederzeit und überall durchführbar. Auch wenn die Technik einfach ist, so kann es nicht schaden, sich zunächst einer Gruppe anzuschließen, die durch eine Fachkraft angeleitet wird. Einführungskurse werden von Volkshochschulen und Sportvereinen,

Walking bietet etliche Vorteile

z. T. auch von Fitness-Studios angeboten. Der Trainer achtet darauf, dass Sie alles richtig machen und zeigt Ihnen auch Dehnungsübungen vor und nach dem Training.

! Einsteigertipps für Walking

- **Kleidung:** Außer guten Schuhen wird keine besondere Kleidung benötigt. Eine Jogging-Hose, ein T-Shirt und ein Sweat-Shirt sind vollkommen ausreichend. Bei Regenwetter schützt eine wetterfeste, atmungsaktive Jacke vor Nässe.
- **Schuhe:** Am besten geeignet sind Joggingschuhe. Falls Sie auf hartem Untergrund gehen, dann sollten diese im Hinterfußbereich gut gedämpft sein. Es gibt Schuhe, die Fehlstellungen der Füße ausgleichen. Lassen Sie sich in einem Fachgeschäft beraten.
- **Strecke:** Suchen Sie sich eine Strecke, die Ihnen gefällt. Am schönsten sind Wege, die von Bäumen gesäumt sind, denn sie bringen im jahreszeitlichen Verlauf ein abwechslungsreiches Bild. Die Strecke sollte mindestens zwei bis drei Kilometer lang sein, wobei Sie zu Beginn nicht die gesamte Strecke walken werden.
- **Technik:** Der Bewegungsablauf ist ganz einfach. Der Körper ist aufrecht. Die Fußspitzen zeigen nach vorne. Der Fuß wird von der Ferse über die Außenkanten zu den großen Zehen abgerollt. Die Ellenbogen sind leicht angewinkelt, die Arme schwingen neben dem Körper in Laufrichtung gegengleich zur Beinbewegung.
- **Einstieg:** Wenn Sie lange nicht mehr sportlich aktiv waren, dann sollten Sie anfangs zwei bis drei mal pro Woche etwa 15 bis 20 Minuten flott gehen, das heißt eine Strecke von 1,5 Kilometern zurücklegen. Wenn Sie das Gefühl haben, Sie kommen außer Atem, dann gehen Sie langsamer. Allmählich sollten Sie die Geschwindigkeit und die Walkingzeit erhöhen. Ziel sollte es sein, dass Sie zwei bis drei mal pro Woche 45 bis 60 Minuten gehen und in dieser Zeit etwa 6 Kilometer zurücklegen.

Gute Gründe für mehr Bewegung und Sport:

- Steigerung des Energieverbrauchs
- Stärkung von Muskeln und Knochen
- Verbesserung der Koordination und des Gleichgewichtssinns
- Stärkung von Herz und Kreislauf
- Abbau von Stresshormonen
- Verbesserung der Laune und des Wohlbefindens

Sport – die intensive Bewegung

Die nächste Steigerung für mehr Bewegung heißt, regelmäßig Sport treiben. Das muss nicht täglich ein großes Programm sein, aber je häufiger Sie Sport treiben, desto schneller nehmen Sie ab. Optimal ist es, wenn Sie sich drei mal pro Woche eine Stunde bewegen, aber für den Anfang reicht auch einmal pro Woche. Ob Sie sich für Joggen, Schwimmen, Aerobic oder eine andere Sportart entscheiden, ist egal. Probieren Sie verschiedene Arten aus. Wichtig ist, dass Sie Sportarten auswählen, die Ihnen Spaß machen. Sorgen Sie für Abwechslung, wenn es Ihnen sonst langweilig werden würde. Aber achten Sie darauf, dass Sie sich nicht überfordern. Das könnte Ihnen den Sport vermiesen. Wenn Sie sich beim Sport wohlfühlen und danach eine tiefe innere Zufriedenheit verspüren, dann ist es die beste Voraussetzung, dass Sie ihn zu Ihrer Gewohnheit machen und bald nicht mehr darauf verzichten möchten.

Abwechslung – ein Spaßfaktor

! Wie Sie gut in Atem bleiben

Sie verbrauchen am meisten Kalorien, wenn Sie mit geringer bis mittlerer Intensität trainieren. Eine gute Orientierung dafür ist, wenn Sie sich beim Walken, Joggen oder Schwimmen noch unterhalten können. Wenn Sie außer Atem kommen, dann ist das ein Zeichen, dass Sie sich zu sehr anstrengen. Der Körper greift dann eher auf die schneller verfügbaren Kohlenhydratspeicher zurück und die Fettspeicher werden verschont. Bei geringer bis mittlerer Intensität werden dagegen die Fettspeicher beansprucht. Die Fettverbrennung beginnt erst nach ca. 20 Minuten. Darum sollten Sie sich mindestens eine halbe Stunde bewegen.

Ein gutes Maß für die optimale Anstrengung ist die Herzfrequenz, die Zahl der Herzschläge pro Minute. Am einfachsten messen Sie die Herzfrequenz, indem Sie den Puls am Handgelenk oder an der Halsschlagader fühlen. Mit dem Sekundenzeiger Ihrer Uhr zählen Sie 15 Sekunden die Pulsschläge und multiplizieren diese mit vier, um auf den Minutenwert zu kommen. Unter Umständen ist ein Pulsmesser hilfreich, der für ca. 30 Euro in Sportfachgeschäften erhältlich ist. Die optimale Herzfrequenz ist individuell sehr verschieden, liegt aber meistens im Bereich von 110 bis 130 Schlägen pro Minute. Bei einem Belastungstest im Sportstudio oder beim Sportmediziner können Sie Ihre optimale Herzfrequenz bestimmen lassen.

Puls messen

Info: Welche Sportarten sind zum Abnehmen geeignet?

Zum Abnehmen sind am besten die Sportarten geeignet, bei denen möglichst viel Energie verbraucht wird. Wie viele Kalorien verbraucht werden, hängt von etlichen Faktoren ab: von der gewählten Sportart selbst, von der Belastungsdauer, vom körperlichen Einsatz und vom Körpergewicht des Sportlers/der Sportlerin. Am meisten Energie wird verbraucht, wenn der ganze Körper in Bewegung ist, wie z. B. beim Laufen bzw. Joggen, Schwimmen, Skilanglauf und Walken. Beim Fahrrad fahren ist der Energieverbrauch etwas geringer, da ein Teil des Körpergewichtes vom Fahrrad getragen wird. Dennoch ist Fahrrad fahren oder das Fahren auf einem Hometrainer für Übergewichtige sehr gut geeignet, weil dadurch die Gelenke nicht belastet werden. Laufen bzw. Joggen ist aufgrund der starken Belastung der Kniegelenke für stark Übergewichtige fürs Erste nicht empfehlenswert.

Sportarten, bei denen gezielt einzelne Muskelgruppen bewegt werden, wie z. B. beim Krafttraining oder Bodybuilding, sind zum Abnehmen deshalb nicht gut geeignet, weil dabei wenig Energie verbraucht wird. Sie haben allerdings den Vorteil, dass Muskelmasse aufgebaut wird, die langfristig zur Gewichtsabnahme beiträgt, da sie den Energieverbrauch im Ruhezustand (den Grundumsatz) erhöhen. Auch bei Ballsportarten, wie z. B. Tischtennis, Badminton oder Volleyball, wird relativ wenig Energie verbraucht.

Der Körper hat verschiedene Möglichkeiten, die für die Muskelbewegung nötige Energie zu gewinnen. Bei kurzzeitigen und sehr intensiven Belastungen – z. B. bei einem Sprint – werden in erster Linie Reservekohlenhydrate, die im Muskel und in der Leber gespeichert sind, verbrannt. Erst mit zunehmender Belastungsdauer werden die Fettspeicher aktiviert. Der Anteil der Fette an der Energiebereitstellung steigt mit abnehmender Intensität und zunehmender Belastungsdauer an. Darum sind Ausdauersportarten mit mittlerer Intensität am besten zum Abnehmen geeignet, weil der Muskel zur Energiegewinnung auf das Körperfett zurückgreift. Bei regelmäßigem Ausdauertraining wird die Fähigkeit der Muskeln, Fett als Energiequelle zu nutzen, sogar noch verbessert.

Welcher Sport ist der richtige?

Stark Übergewichtige sollten zur Schonung der Gelenke zunächst Sportarten ausüben, bei denen das Sportgerät einen Teil des Gewichtes trägt, so wie das beim Fahrrad fahren oder beim Schwimmen der Fall ist. Auch ein Hometrainer ist eine gute Möglichkeit für den Einstieg. Der Hometrainer sollte möglichst in der Nähe eines Fensters aufgestellt werden, so dass die Frischluftzufuhr und – wenn möglich – ein schöner Ausblick gewährleistet sind.

Zum Einstieg auch für weniger Geübte sind Gymnastikkurse und Aqua-Jogging gut geeignet. Für diejenigen, die schon mehr Übung haben, sind Aerobic, Joggen oder Inline-Skating die richtige Wahl. Besonders wirkungsvoll ist eine Mischung verschiedener Sportarten, z. B. montags Aerobic, mittwochs Walking und samstags Schwimmen. Abwechslung hilft, dass es nicht langweilig wird. Beginnen Sie langsam, überfordern Sie sich nicht. Einmal pro Woche Sport ist ein guter Einstieg, zur effektiven Unterstützung der Gewichtsabnahme wären drei mal pro Woche für mindestens 30 Minuten notwendig. Optimal ist eine Trainingszeit von etwa 3 Stunden pro Woche.

Wie Sie für sich die richtige Sportart finden

Jede/r hat verschiedene Ansprüche an den Sport. Der eine trainiert am liebsten für sich alleine, während die andere lieber in einer Gruppe Sport treibt. Manche mögen es eher ruhig, andere werden gerne durch flotte Musik von der Anstrengung abgelenkt. Der eine liebt Ballspiele, die andere bewegt sich lieber an der frischen Luft.

Sport formt auch die Figur

Ein weiteres Kriterium sind die charakteristischen Effekte einer Sportart. Wer gezielt die Figur formen möchte, wählt am besten Gymnastikkurse (z. B. Bauch-Beine-Po), wer den Kreislauf trainieren möchte, ist dagegen besser im Herz-Kreislauf-Training aufgehoben.

Ein wichtiges Entscheidungskriterium ist auch die Macht des „inneren Schweinehundes“. Wenn dieser sehr groß ist, dann sind regelmäßige Termine, wie der Besuch eines Kurses oder Verabredungen mit einer Freundin/einem Freund zum Sport hilfreich. Wie stark lassen Sie sich durch Ihren inneren Schweinehund beeinflussen? Wenn sein Einfluss groß ist, sollten Sie ihn nicht noch durch lange Wege zur Sportstätte und durch einsamen Sport ohne feste Termine unterstützen. Ein Trost: Je häufiger man Sport treibt, desto kleinlauter wird der innere Widersacher.

Die folgenden Fragen sollen Ihnen helfen herauszufinden, welche Sportarten Ihnen besonders liegen:

- Trainieren Sie lieber alleine oder in einer Gruppe?
- Welche Ziele wollen Sie – neben der Gewichtsabnahme – erreichen?
- Trainieren Sie lieber draußen oder in geschlossenen Räumen?
- Sind Ihnen feste Termine lieber oder möchten Sie davon unabhängig sein?

Riesengroße Auswahl an Sportarten

Mit Ihren persönlichen Vorlieben finden Sie in der Tabelle (→ S. 50/51) sicher die richtige Sportart für sich. Wir haben nur ein paar – unserer Meinung nach – gut geeignete Sportarten aufgeführt, von Aerobic bis Yoga. Es gibt außerdem noch Aikido, Badminton, Basketball, Fechten, Fußball, Handball, Kanu fahren, Karate, Klettern, Qigong, Judo, Rudern, Schlittschuh laufen, Skilanglauf, Squash, Stepptanz, Tennis, Tischtennis, Volleyball, Windsurfen ... und vieles mehr. Eine Riesenauswahl zum Ausprobieren!

Sollten Sie lange keinen Sport getrieben haben, empfehlen wir, zunächst Gruppenangebote von Sportvereinen oder Volkshochschulen zu nutzen oder in ein Fitness-Studio zu gehen. Das hat den Vorteil, dass Sie von erfahrenen Trainern gezeigt bekommen, worauf Sie achten müssen. Die Mitgliedschaft in Sportvereinen ist meist sehr günstig und bringt oft weitere Vorteile mit sich, z. B. Familienrabatte, kostenloser Eintritt in vereinseigenen Schwimmbädern. Auch Kurse bei Volkshochschulen und Familien-Bildungsstätten sind relativ preisgünstig. Sie können meist halbjährlich gebucht werden, haben aber den Nachteil, dass in Ferienzeiten häufig keine Kurse angeboten werden. Fitnessstudios bieten neben dem Gerätetraining auch Kurse zu verschiedenen Schwerpunkten an (z. B. Fitnessgymnastik, Bauch-Beine-Po-Training). In den meisten Fitnessstudios wird am Anfang eine Eingangsuntersuchung durchgeführt, und man kann sich einen persönlichen Trainingsplan erstellen lassen.

Wenn Sie nicht wissen, wo in Ihrer Nähe Kurse angeboten werden, so kann Ihnen Ihre Krankenkasse evtl. Auskunft geben. Manche Krankenkassen geben auch Zuschüsse zu den Kursgebühren. Viele Städte und Gemeinden bieten Informationsseiten im Internet an, aus denen Sie u. U. auch weiterführende Informationen entnehmen können.

Energieverbrauch beim Sport

Sportart	Kalorienverbrauch pro kg Körpergewicht pro Stunde	Kalorienverbrauch pro Stunde bei einer Person mit 80 kg	Zum Vergleich: Kaloriengehalt von Schleckereien
Tanzen Gymnastik Tischtennis	3,0 – 4,0	240 – 320	eine kleine Portion Schokoladendessert *oder* Tiramisu *oder* ein Eiskaffee
Golf Krafttraining Aerobic	5,0 – 6,0	400 – 480	ein Eisbecher mit Sahne *oder* ein Stück Schwarzwälder-Kirsch-Torte *oder* eine Bratwurst
Skiabfahrt Trabreiten Tennis Inline Skaten	6,2 – 7,0	500 – 560	eine große Portion Grießbrei mit Früchten *oder* eine Tafel Vollmilchschokolade *oder* 100 g Kartoffelchips
Berg steigen Fußball spielen Rad fahren, 20 km/h	7,2 – 8,0	580 – 640	ein Döner Kebab *oder* ein Cheeseburger mit Pommes
Walking Skilanglauf Brustschwimmen	8,4 – 9,6	680 – 770	eine Pizza Salami *oder* eine Currywurst mit Pommes
Laufen, 12–17 km/h Squash	12,6 – 17,4	1000 – 1400	ein mehrgängiges Menü

Sportarten von A wie Aerobic bis Y wie Yoga

Sportart	Herz-Kreislauf-Training	Fettabbau	Muskelaufbau
Aerobic	ja	ja	wenig
Aqua-Jogging	ja	ja	wenig
Bodyforming/ Bauch-Beine-Po	wenig	ja	gezielt
Fahrrad fahren/ Hometrainer	ja	ja	wenig
Fitness-Gymnastik	ja	ja	ja (je nach Programm)
Gerätetraining	nein	nein	ja
Inline-Skaten	ja	ja	wenig
Jazztanz	ja	ja	wenig
Joggen/Laufen	ja	ja	wenig
Schwimmen	ja	ja	wenig
Walking	ja	ja	wenig
Wirbelsäulen-/ Rückengymnastik	nein	nein	ja
Yoga	nein	nein	wenig

	Gelenke schonend	flexible Zeiten	Gruppe	draußen
	nein	nein	ja	nein
	ja	an Öffnungszeiten gebunden	ja, aber auch alleine möglich	evtl. im Sommer
	je nach Durchführung	nein	ja, aber auch alleine möglich	nein
	ja	ja	möglich/eher nein	Fahrrad: ja Hometrainer: nein
	je nach Durchführung	nein	ja, aber auch alleine möglich	nein
	ja	an Öffnungszeiten gebunden	nein	nein
	ja, vorausgesetzt die Technik wird richtig beherrscht	ja	nein	ja
	nein	nein	ja	nein
	nein	ja	in der Regel nein, aber möglich	ja
	ja	i. d. R. an Öffnungszeiten gebunden	nein	im Sommer
	ja	ja	möglich	ja
	ja	nein	ja, aber auch alleine möglich	nein
	ja	nein	ja, aber auch alleine möglich	nein

Wo Sie sportlich aktiv werden können

Art	Angebote	Vorteile	Nachteile
Sportvereine	Gymnastikkurse, Lauf- bzw. Walking-Gruppen, Ballspielgruppen u. a.	kostengünstige und vielfältige Angebote, Trainer sind i. d. R. gut qualifiziert, häufig Spezialangebote für Übergewichtige	
Volkshochschulen/ Familien-Bildungsstätten	Gymnastikkurse, Laufgruppen u. A.	kostengünstige und vielfältige Angebote	Räumlichkeiten sind nicht immer gut ausgestattet, in den Ferien finden häufig keine Veranstaltungen statt
Fitness-Studios	Gymnastikgruppen, Gerätetraining, Hometrainer, Laufbänder u. A.	haben lange Öffnungszeiten, i. d. R. auch in Ferienzeiten; bieten viele Alternativen; Trainer sind i. d. R. gut qualifiziert; bieten häufig Spezialkurse für Übergewichtige	Mitgliedschaft kann teuer werden (manche Studios bieten jedoch Zehnerkarten für Kurse), manche Übergewichtige haben Hemmungen in ein Fitnessstudio zu gehen

Wann Sport kritisch sein kann

Wenn Sie bisher kaum Sport getrieben haben und älter als 35 Jahre sind, einen BMI über 30 oder eine chronische Erkrankung haben, dann sollten Sie sich vorher ärztlich untersuchen lassen. Bei Erkältungskrankheiten, Durchfall und Fieber sollten Sie körperliche Anstrengungen vermeiden, bis Sie wieder fit sind. Langsames Spazierengehen in warmer Bekleidung ist jedoch für die Genesung eher förderlich.

Zusammenfassung

In diesem Kapitel ging es darum, dass mehr Bewegung im Alltag und mehr Sport wichtig für das Abnehmen sind. Welche Anregungen waren wichtig für Sie? Und was nehmen Sie sich in Zukunft vor?

- Wichtig war für mich, dass

- Ich nehme mir vor, dass

Schritt 4: Ich esse mehr Gemüse und Obst!

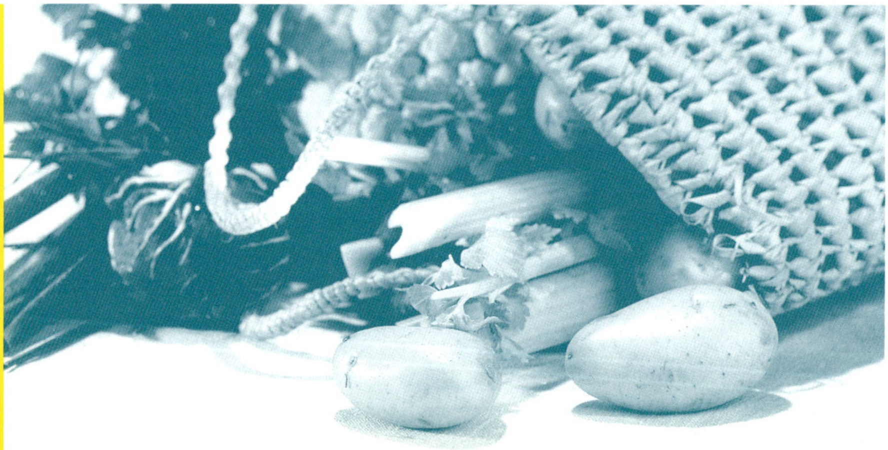

Gemüse und Obst sind wunderbare Lebensmittel, denn man kann bei Ihnen so richtig aus dem Vollen schöpfen und trotzdem dabei abnehmen. In diesem Abschnitt erfahren Sie, warum das so ist, und Sie bekommen Tipps, wie Sie Gemüse und Obst möglichst häufig in Ihren Speiseplan einbauen können.

Gemüse und Obst – viele Pluspunkte für Gesundheit und Figur!

Gemüse und Obst spielen bei der Gewichtsreduktion eine (ge)wichtige Rolle, weil sie **viele wichtige Vitamine und Mineralstoffe enthalten, aber sehr wenig Kalorien liefern.** Eine richtig große Portion Gemüse enthält meist kaum mehr als 50 Kalorien, vorausgesetzt, das Gemüse schwimmt nicht gerade in einer Sahnesoße. Ein Kilo Tomaten, das sind etwa zehn, haben gerade einmal so viele Kalorien wie ein halbes Stück Kuchen oder anderthalb Riegel Schokolade. Das heißt: Sie können bei Gemüse so richtig aus dem Vollen schöpfen, und Sie brauchen sich keine Beschränkungen aufzuerlegen. Wir empfehlen **mindestens** 500 g am Tag, jeweils etwa eine Hälfte in Form von Salat oder als Rohkost und die zweite Hälfte als gegartes Gemüse.

Gemüse macht beim Abnehmen die beste Figur

Obst hat aufgrund seines Zuckergehaltes etwas mehr Kalorien als Gemüse. Ein Apfel oder ein Schälchen Erdbeeren bringen es auf knapp 100 Kalorien. Selbst die süße Banane oder ein Schälchen süße Weintrauben begnügen sich noch mit rund 150 Kalorien. Also auch beim Obst dürfen Sie zulangen. Wir empfehlen etwa zwei Stücke bzw. 250 g Obst pro Tag. Die einzige Ausnahme von dieser Regel sind Avocados und Nüsse, die aufgrund ihres hohen Fettgehaltes kalorienmäßig stärker zu Buche schlagen.

Gemüse und Obst bieten eine große Vielfalt an gesunden Inhaltsstoffen. Neben etlichen Vitaminen und Mineralstoffen enthalten sie sogenannte sekundäre Pflanzenstoffe, natürliche Substanzen, die eine gesundheitsfördernde Wirkung ausüben. Die gelb-roten Farbstoffe in Möhren, Tomaten und Aprikosen können die Körperzellen beispielsweise vor Angriffen durch schädliche Sauerstoffverbindungen („freie Radikale") schützen. Die scharfen Geschmacksstoffe in Zwiebeln, Lauch und Knoblauch haben antibiotische Wirkungen, d. h., sie helfen bei der Infektabwehr. Einige Substanzen in Broccoli und Kohlgemüse haben sogar krebshemmende Wirkungen. Gründe genug, um täglich Gemüse zu essen („Was bedeutet 5 am Tag", S. 60).

Ähnlich positive Wirkungen wie Gemüse und Obst haben auch **Hülsenfrüchte,** z.B. Erbsen, Bohnen, Linsen. Sie sind besonders reich an B-Vitaminen und Mineralstoffen. Im Gegensatz zum Gemüse enthalten sie viel hochwertiges Eiweiß und haben deshalb eine längere Sättigungswirkung. Wir empfehlen davon mindestens eine Portion pro Woche, etwa 150 g gegart.

Hülsenfrüchte sind gute Eiweißlieferanten

Gemüse und Obst bringen Farbe auf den Teller. „Die Augen essen mit!" Denken Sie an rote Tomaten, gelben Mais und grüne Erbsen, an rote Erdbeeren, blaue Trauben und gelbe Aprikosen. Stellen Sie sich vor, diese Buntheit gäbe es nicht. Sähe manche Mahlzeit dann nicht farblos und traurig aus?

Gemüse und Obst bieten viel Abwechslung übers Jahr hinweg – nicht nur in Farbe, Art und Form, sondern auch mit ihrer faszinierenden Vielfalt an unterschiedlichen Geschmacksnoten. Denken Sie an das feine Aroma von Spargel im Frühjahr, den fruchtig herben Geschmack von Aprikosen im Sommer, an die süßen Trauben im Herbst und den kräftigen Geschmack von Lauch im Winter.

Check: Meine Gemüse-Bilanz

Ist Ihnen bewusst, wie viel Gemüse und Obst Sie essen? Wir empfehlen Ihnen, dies einmal einige Tage lang zu notieren. Am besten wiegen Sie dazu das Gemüse und Obst vor dem Essen ab. Abends zählen Sie alles zusammen und nach einigen Tagen berechnen Sie, wie viel Gramm Gemüse und Obst Sie durchschnittlich pro Tag essen. Vergleichen Sie diese Menge mit unserer Empfehlung. Zur Erinnerung: Obst etwa 250 g, Gemüse mindestens 500 g täglich. Wenn Sie unterhalb dieser Empfehlung liegen, dann lohnt es sich, mehr Gemüse und Obst zu probieren.

Mehr Gemüse und Obst – praktisch umgesetzt

1. Ändern Sie Ihre Einstellung!

Machen Sie sich bewusst, wie wichtig Gemüse und Obst für die Gesundheit und für das Abnehmen ist. Fangen Sie an, Gemüse und Obst beim Einkaufen bewusster wahrzunehmen. Auf einem Wochenmarkt ist die bunte Vielfalt besonders inspirierend. Wenn Sie bisher Gemüse eher als reine Beilage zu einem Mittag- oder Abendessen ansehen, dann probieren Sie die vielfältigen Möglichkeiten über den Tag hinweg aus und steigern Sie langsam die Mengen. In unserem Rezeptteil finden Sie viele Anregungen für die Zubereitung.

2. Schaffen Sie ‚Rituale'!

Gewöhnen Sie sich an, zu bestimmten Gelegenheiten Gemüse oder Obst zu essen, z. B.:

- Beginnen Sie gleich beim Frühstück. Schneiden Sie einen Apfel in Viertel und richten Sie ihn auf einem kleinen Teller an. Das motiviert jede/n zum Zugreifen. Oder essen Sie ein Müsli oder einen Jogurt mit klein geschnittenem frischen Obst drin.
- Dekorieren Sie Ihre belegten Brote mit Obst oder Gemüse, z. B. Käse mit Apfel, Birne oder Weintrauben. Salatblätter, Gurken- oder Tomatenscheiben machen Pausenbrote knackiger!

- Nehmen Sie Rohkost mit für die Pausenverpflegung. Günstig sind kleine Tomaten oder in Streifen geschnittene Möhren, Paprika, Kohlrabi, Fenchel bzw. Stangensellerie.
- Als Rohkostsalat zum Mitnehmen für die Mittagspause eignen sich: Möhrensalat, Salate aus Weiß- oder Rotkraut, grüner Bohnensalat, Kidneybohnensalat (→ Rezeptteil S. 134ff.).
- Knabbern Sie Rohkost auf einer längeren Autofahrt.
- Essen Sie so oft wie möglich einen Salat – als Hauptgericht oder Vorspeise.
- Bieten Sie Tomaten, Radieschen, Paprikastreifen als frische Ergänzung zum Abendbrot.
- Bereiten Sie sich für abends beim Fernsehen einen Teller mit aufgeschnittenem Gemüse oder Obst vor.

3. Sorgen Sie für ein ständiges Angebot!

- Stellen Sie sich griffbereit eine Schale mit Obst oder Knabbergemüse hin. Sorgen Sie regelmäßig für frischen Nachschub.
- Kaufen Sie mindestens einmal pro Woche frisches Gemüse. Verbrauchen Sie Blattsalate zuerst. Möhren, Paprika und Kohlrabi halten sich im Gemüsefach des Kühlschranks mehrere Tage frisch.
- Lagern Sie im Tiefkühlfach ein paar Päckchen Tiefkühlgemüse ein, damit Sie immer Gemüse vorrätig haben, wenn es mal ganz schnell gehen muss.

4. Sorgen Sie für Abwechslung!

Nutzen Sie das vielfältige Gemüse- und Obstangebot. Sie haben im Verlauf eines Jahres die Wahl zwischen mehr als 40 verschiedenen einheimischen Gemüse- und über 30 Obstarten, die exotischen und importierten gar nicht erst mitgerechnet. Essen Sie Gemüse und Obst entsprechend der Saison: Spargel und Erdbeeren im Frühjahr; Kopfsalat, Tomaten, Himbeeren im Sommer; Kürbis, Trauben und Birnen im Herbst; Kohlgemüse, Lauch, Äpfel und Apfelsinen im Winter. Es macht Spaß, genau zu wissen, wann die einzelnen Gemüse- und Obstarten ihre Saison haben. Das hilft, den Speisezettel für die Familie oder für Feste und Feten der Jahreszeit entsprechend abwechslungsreich und bunt auszurichten.

5. Sehen Sie Gemüse als gutes Knabberzeug an

Wenn Sie ein „Knabbertyp“ sind, wenn Sie regelmäßig was zum Knacken, Raspeln, Knabbern brauchen, dann eignen sich Möhren, Kohlrabi, Gurken, Paprika, Blumenkohlröschen, Radieschen usw. gut als Ersatz für Nüsse, Chips, Kräcker und Co.

Check: Welches Gemüse und Obst mag ich?

Überlegen Sie, welches Gemüse und Obst Sie gerne essen. Erinnern Sie sich vielleicht auch einmal an Ihre Kindheit. Welche Gemüsearten gab es damals, die Sie gerne mochten? Oder erinnern Sie sich an Ihren letzten Urlaub. Welche Gemüsearten und welche Zubereitungen haben Ihnen dort besonders gut geschmeckt?

Welches Gemüse esse ich besonders gern?

Welches Obst esse ich besonders gern?

? Ist Tiefkühlgemüse empfehlenswert?

Ja, durchaus, wenn es sich um pures Tiefkühlgemüse handelt, und wenn es nicht täglich auf den Tisch kommt. Tiefkühlgemüse ist erntefrisch verarbeitet und schockgefroren, so dass der natürliche Gehalt an Vitaminen und Mineralstoffen weitgehend erhalten bleibt. Tiefkühlgemüse bietet auch den Vorteil, dass es vorverarbeitet ist, also mit wenig Aufwand und relativ schnell zubereitet werden kann. Das gilt übrigens auch für Tiefkühlobst. Achten Sie beim Einkauf darauf, dass Sie möglichst das reine Gemüse ohne weitere Zutaten bzw. Zubereitung auswählen, also z. B. Blattspinat statt Rahmspinat und Mischgemüse ohne Soße. Vorgefertigte Gerichte enthalten meist viel Fett und damit Kalorien. Achten Sie bei Fertiggerichten immer auf die Zutatenliste und auf die Nährwertkennzeichnung mit den Kalorienangaben. Ergänzen Sie das Tiefkühlgemüse immer durch Frisches, also einen Salat als Vorspeise oder Obst als Nachspeise.

Info: Widerstände gegen Gemüse und wie man sie verwandeln kann

„Es ist so viel Arbeit, Gemüse zuzubereiten."

Scheuen Sie sich, ein Gemüsegericht zuzubereiten, weil Ihnen das Vorbereiten zu viel Arbeit macht? Zugegeben, das Waschen, Schälen, Schneiden braucht seine Zeit. Die Putz- und Schnibbelzeit können Sie sich „aufwerten", indem Sie nebenher Ihre Lieblings-CD oder eine interessante Sendung im Radio hören oder sich die Arbeit mit anderen teilen und dabei unterhalten.

Manches benötigt auch einfach ein bisschen Übung, Autofahren oder den Umgang mit dem Computer haben Sie auch nicht an einem Tag gelernt. Fangen Sie mit „pflegeleichtem" Gemüse, wie Möhren, Zucchini, Paprika, Gurken, Tomaten an und probieren Sie nach und nach die aufwändigeren Gemüsearten. Kaufen Sie sich ggf. ein Gemüsekochbuch, in dem die Zubereitungsschritte beschrieben oder sogar mit Fotos gezeigt werden. Ganz wichtig ist auch das richtige Handwerkszeug: Ein großes Schneidebrett, gute Messer, evtl. eine gute Küchenreibe. Probieren Sie unsere leckeren Gemüsepfannen ab Seite XX. Die sind innerhalb einer halben Stunde fertig.

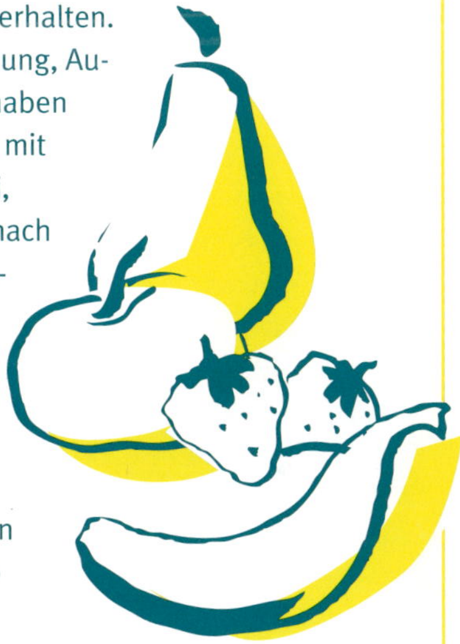

„Gemüse schmeckt mir/meiner Familie nicht."

Essen Sie selten Gemüse, weil es Ihnen oder Ihrer Familie nicht schmeckt? Haben Sie den Eindruck, dass sowieso alles gleich schmeckt? Zugegeben, vieles, was als Gemüse bezeichnet wird, ist diesen Namen nicht mehr wert: Weich gekochter Blumenkohl mit einer dicken weißen Soße oder zu Brei gekochter Spinat sind wirklich nicht sehr appetitlich. Aber knackiges Gemüse auf mediterrane Art schmeckt eigentlich jeder/m. Häufig liegt es an der Zubereitung, wenn Gemüse nicht schmeckt oder an zu wenig Abwechslung. Es gibt zig verschiedene essbare Gemüse- und Salatarten. Jede Art hat ihren eigenen charakteristischen Geschmack und lässt sich zudem in verschiedenen Varianten zubereiten.

Orientieren Sie sich am saisonalen Angebot. Das Gute daran: Bevor etwas langweilig wird, kommt schon das Nächste. Und wenn das Jahr um ist, dann haben Sie einen runden Eindruck von der natürlichen Vielfalt und im nächsten Jahr schon viel mehr Sicherheit und Lust auf Weiteres.

Schmecken Sie auch für sich heraus, welche Arten Sie lieber roh und welche Sie lieber gegart mögen – eins geht eigentlich immer. Bis auf grüne Bohnen, Hülsenfrüchte und Auberginen kann praktisch jedes Gemüse auch roh gegessen werden. Probieren Sie auch mal für Sie ganz neue Gemüsearten aus. Achten Sie bei der Zubereitung darauf, dass das Gemüse bissfest bleibt. Wenn es nur wenige Minuten mit wenig Garflüssigkeit (am besten Gemüsebrühe) gedünstet wird, ist es besonders lecker.

„Ich habe keine Zeit täglich einzukaufen."

Bereiten Sie Gemüsegerichte selten zu, weil Sie kaum Gelegenheit haben, frisches Gemüse einzukaufen? Zugegeben, manche Supermärkte glänzen nicht gerade durch ein knackfrisches Gemüseangebot. Aber mit ein wenig Planung und Übung gelingt es eigentlich immer, Gemüse griffbereit zu haben. Nicht jedes Gemüse muss tagesfrisch zubereitet und gegessen werden. Jeder Kühlschrank hat ein Gemüsefach, in dem sich einige Gemüsearten problemlos einige Tage lagern lassen. Lediglich Blattgemüse (also z. B. Blattsalate, Spinat, Mangold) sollte möglichst am Tag des Einkaufs oder am darauf folgenden Tag verbraucht werden. Blumenkohl, Brokkoli, Paprika und Tomaten halten sich drei bis vier Tage, Möhren, Gurken und Kohlrabi im Gemüsefach des Kühlschranks sogar bis zu einer Woche. Tiefkühlgemüse ist ebenfalls eine gute Alternative, das Sie immer vorrätig haben können, wenn es mal besonders schnell gehen soll.

Was bedeutet „5 am Tag"?

„5 am Tag" ist eine weltweite Kampagne, die vom Weltkrebsforschungsfonds und zahlreichen Gesundheitsbehörden ins Lebens gerufen wurde. Ziel ist es, die wissenschaftliche Erkenntnis bekannter zu machen, dass ein reichlicher Verzehr von Gemüse und Obst nachweislich vor Krebs schützt. In Deutschland steht die Kampagne unter der Schirmherrschaft des Gesundheitsministeriums und des Ministeriums für Verbraucherschutz, Ernährung und Landwirtschaft.

Schutz vor Erkrankungen

Hintergrund der Kampagne ist die Erkenntnis aus über 200 Langzeitstudien, dass Menschen, die häufig Gemüse und Obst essen, seltener an Krebs und Herz-Kreislauf-Erkrankungen leiden. Der Weltkrebsforschungsfonds berichtete im Jahr 2002, dass die Häufigkeit von Krebserkrankungen durch den täglichen Genuss von 500 g Gemüse und Obst um ein Fünftel gesenkt werden könnte.

Das Motto „5 am Tag" bezieht sich darauf, dass fünf Portionen Gemüse und Obst am Tag empfohlen werden. Eine Portion ist etwa eine Handvoll, also ein Apfel, eine Tomate, eine Möhre oder eine Handvoll Trauben. Damit der Körper auch die wertvollen hitzeempfindlichen Wirkstoffe erhält, sollte etwa die Hälfte roh gegessen werden. Eine Portion Gemüse oder Obst kann (gelegentlich) auch durch ein Glas Gemüse- oder Fruchtsaft ersetzt werden.

Übertragen auf unsere Empfehlungen gehen wir mit insgesamt 7 Portionen Gemüse und Obst sogar noch weiter (→ Unsere Ernährungspyramide, S. 116).

Zusammenfassung

In diesem Kapitel ging es darum, dass viel Gemüse und Obst wichtig für das Abnehmen sind. Welche Anregungen waren wichtig für Sie? Und was nehmen Sie sich in Zukunft vor?

- Wichtig war für mich, dass

___

___

___

- Ich nehme mir vor, dass

___

___

___

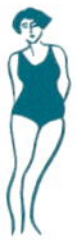

Schritt 5: Ich esse weniger Fett!

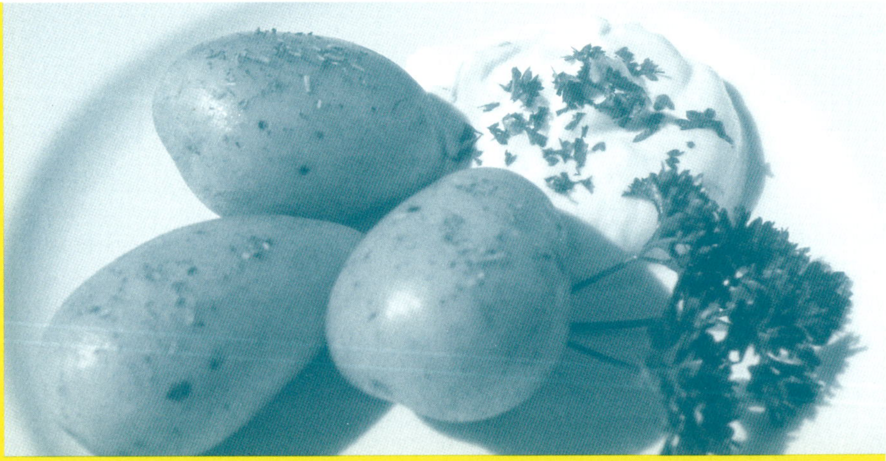

Wussten Sie, dass ein Walnuss-Eis fast doppelt so viele Kalorien enthält wie ein Zitroneneis? Und dass ein Croissant fast dreimal so viel Energie liefert wie ein Rosinenbrötchen? Der Kaloriengehalt eines Lebensmittels wird hauptsächlich durch seinen Fettgehalt bestimmt, denn Fett liefert pro Gramm doppelt so viele Kalorien wie Eiweiß oder Kohlenhydrate. In diesem Abschnitt erfahren Sie, wie viel Fett Sie täglich aufnehmen sollten, wenn Sie Ihr Gewicht reduzieren oder halten wollen.

Fett und Übergewicht

Nochmal rekapituliert: Übergewicht entsteht, wenn die Energieaufnahme den Verbrauch übersteigt. Diesen Überschuss an Energie kann der Körper nicht ausscheiden, sondern er muss ihn in seinen Reserven, also im Fettgewebe, speichern. Ob die überschüssige Energie aus Fetten oder aus Kohlenhydraten stammt, ist den Fettpolstern erst einmal egal. Es gibt jedoch einen Grund, warum eine übermäßige Fettaufnahme eher zu Übergewicht führt als eine übermäßige Kohlenhydrataufnahme. Fette liefern doppelt so viel Energie wie Kohlenhydrate: Ein Gramm Fett 9 kcal, ein Gramm Kohlenhydrate oder Eiweiß nur 4 kcal. Für die Eingangsbeispiele heißt das: Eine Portion Walnuss-Eis enthält allein schon 135 kcal aus etwa 15 g Fett. In einem Croissant sind je nach Rezeptur zwischen 12 und 24 g Fett mit einem Kalorienanteil von 100 bis 200 kcal „versteckt“, in einem Rosinenbrötchen dagegen nur knapp 1 g mit rund 10 Kalorien. Eine fettreiche Ernährung führt also schneller zu einem Energieüberschuss als eine kohlenhydrat- oder eiweißbetonte Nahrung.

Ein Gramm Fett bringt 9 kcal

Es hat sich längst herumgesprochen: Wer abnehmen möchte, sollte sich fettarm ernähren. Doch die Bezeichnung „fettarm“ schreckt viele unnötig ab und ist auch nicht ganz richtig. Es geht nicht darum, Ihnen die „Butter vom Brot zu nehmen“, sondern darum, das Bewusstsein für die richtigen Mengen an Fett zu wecken. So gesehen wäre die Bezeichnung fettbewusste Ernährung passender. Denn das ist auch klar: Ganz ohne Fett geht es nicht. Fett enthält unverzichtbare Vitamine und Fettsäuren, erfüllt wichtige Funktionen für die Sättigungsregulation und ist ein guter Geschmacksträger.

Das Hauptaugenmerk geht also darauf, bewusst die richtige Menge an Fett einzusetzen. Eine wichtige Voraussetzung hierfür ist, dass Sie die „versteckten“ Fette in Lebensmitteln beachten.

Die versteckten Fette

Manche Lebensmittel bestehen fast zur Hälfte aus Fett, und man sieht es Ihnen nicht an! Wussten Sie, dass der italienische Frischkäse Mascarpone zu fast 50 %, Kartoffelchips zu 40 %, Nuss-Nougat-Creme und Leberwurst zu 30 % aus Fett bestehen? Diese Fettanteile sind besonders tückisch, weil sie unsichtbar sind und wir sie nicht bewusst wahrnehmen können.

Fettanteile in Lebensmitteln

Fettanteil	Beispiele
mehr als 80 g/100 g	Pflanzenöle, Butter, Margarine, Mayonnaise
50 – 80 g/100 g	Mandeln, Haselnüsse, Macadamianüsse, Remoulade
40 – 50 g/100 g	Kartoffelchips, Erdnüsse, Mascarpone, Cabanossi
30 – 40 g/100 g	Fleischsalat, Nuss-Nougat-Creme, Schokolade, Roquefort, Camembert (60 % Fett i.Tr.), Doppelrahmfrischkäse, Teewurst, Mettwurst, Leberwurst, Salami, Cervelatwurst, Enten- oder Gänsebraten
20 – 30 g/100 g	Croissant, Kartoffelpuffer, Schlagsahne, Schnittkäse (45 % Fett i.Tr.), Brat- und Bockwurst, Fleischkäse, Fleischwurst, Sahnetorte, Marzipan, Nougat
10 – 20 g/100 g	Blätterteig, Rührkuchen, Plätzchen, Pommes frites, Müsliriegel, Eiscreme, Schafskäse (45 % Fett i.Tr.), saure Sahne, Hackfleisch, Lammkeule, Hähnchenschenkel
5 – 10 g/100 g	Hähnchenbrust, Getreideflocken, Hefekuchen, Backofen-Pommes
unter 5 g/100 g	Brot, Reis, Nudeln, Salzkartoffeln, Gemüse, Obst, körniger Frischkäse, Quark, Rinder-, Kalbs- oder Schweinefilet, Hühner- oder Putenbrust, roher oder gekochter Schinken (ohne Fettrand), Scholle, Forellenfilet

Wenn Sie abnehmen möchten, kommt es darauf an, dass Sie wissen, wo sich die Fette verstecken. Sie brauchen nicht völlig auf fettreiche Lebensmittel zu verzichten, wenn Sie diese gerne essen. Wir empfehlen, es sich einfach bewusster, weniger und seltener zu gönnen. Noch besser ist es, Sie finden Alternativen, die Ihnen ebenso gut schmecken und weniger Fett enthalten, z. B. eine Scheibe Putenbrust statt Salami, oder eine Scheibe Schinken statt Schinkenwurst.

Wie viel Fett sein darf

Die Deutsche Gesellschaft für Ernährung (DGE) empfiehlt, täglich maximal 60 bis 80 g Fett aufzunehmen. In Deutschland werden aber durchschnittlich rund 100 bis 140 g Fett pro Tag aufgenommen. Ein Überschuss von 60 g Fett macht 540 kcal aus; diese entsprechen – täglich(!) – einer Hauptmahlzeit oder 1 Tafel Schokolade und 28 kg Übergewicht in einem Jahr.

Zufuhrempfehlungen der DGE:

Gesamtfettaufnahme	60 – 80 g pro Tag,
davon	
Streichfette (Butter/Margarine)	10 – 20 g (entspr. 2 – 4 Teelöffel)
Öle, Fette zur Nahrungszubereitung	10 – 20 g (entspr. 1 – 2 Esslöffel)
„versteckte Fette“	max. 40 g

Check: Mein Fett-Check!

Werden Sie sich der Fettmengen bewusst, die Sie im Alltag (ver)brauchen – die Butter auf dem Brot, der Schwapp Öl in die Pfanne oder für die Salatsoße. Messen oder wiegen Sie diese Mengen mal genau aus. Notieren Sie auch einmal einige Tage lang alles, was Sie essen. Markieren Sie nach einigen Tagen mit einem Textmarker alle Lebensmittel, die verstecktes Fett enthalten.

Weniger Fett – praktisch umgesetzt

1. Maß nehmen

Messen Sie Fette und Öle mit Löffeln ab: max. 1 Teelöffel Butter oder Margarine für eine Brotscheibe oder ein Brötchen, 1–2 Esslöffel zum Anbraten von Fleisch, 1 Esslöffel zum Dünsten von Gemüse.
Messen Sie auch bei der Zubereitung von Salatsaucen das Öl mit einem Esslöffel ab. Pro Person wird ein halber Esslöffel Öl und je nach Geschmack ½ bis 1 Esslöffel Essig benötigt. Wer einen kräftigen Geschmack mag, kann die Salatsauce mit Senf oder etwas Gemüsebrühe würzen. Gehackte frische Kräuter bringen zusätzlich Pep.

Ein Teelöffel Streichfett hat 45 kcal, ein Esslöffel Öl 90 kcal

2. Ein Hauch von Fett

Garen Sie Gemüse in wenig Wasser oder Gemüsebrühe. Verwenden Sie Butter oder Öl nur zum Verfeinern direkt vor dem Servieren, teelöffelweise.
Streichen Sie das Öl, das Sie zum Braten benötigen, mit einem Pinsel auf den Pfannenboden (nur bei kalter Pfanne anwenden). Oder verwenden Sie zum Braten beschichtete Pfannen oder Silikonbrat- oder -backfolien. Dann geht es auch ganz ohne Fett.

3. Weglassen

Probieren Sie es gelegentlich auch aus, die Butter oder Margarine auf dem Brot wegzulassen. Bei cremigen Brotaufstrichen (z. B. Frischkäse, Quark) wird das Streichfett in der Regel nicht vermisst. Als Unterlage für Käse oder Wurst schmecken auch Senf oder Tomatenmark. Essen Sie saftiges Vollkornbrot, auch dann erübrigen sich Butter oder Margarine möglicherweise.

4. Alternativen nutzen – fettarm statt fettreich

Wählen Sie fettarme Alternativen, z. B. Pell- oder Folienkartoffeln statt Bratkartoffeln oder Kartoffelkroketten, Backofen-Pommes statt Pommes aus der Friteuse, fettreduzierte Mayonnaise statt normaler, Milchhörnchen statt Croissant.

Fettreiche und fettarme Varianten zum Naschen

Fettreich	Fettarm
Sahnetorte, Rührkuchen, Mürbeteig, Blätterteig, Muffins	Obstkuchen aus Hefe- oder Biskuitteig, Honigkuchen
Mürbeteigkekse, Schokoladenplätzchen, Vanillekipferl	Russisch Brot (ABC-Kekse), Löffelbiskuit, Reiswaffeln
Nusseis, Eiscreme, Sahneeis, Schokoladeneis	Fruchteis, Zitroneneis
Tiramisu, Mousse au chocolat, Bayerische Creme	Obstsalat, Rote Grütze, Götterspeise, Obstquark
Schokolade, Pralinen	Puffreis
Schoko- oder Müsliriegel	Trockenfrüchte, Gummibärchen, Fruchtgummi, Lakritze
Kartoffelchips, Salznüsse	Salzstangen, Brezeln, Popcorn

Fettreiche und fettarme Brotbeläge

Fettreich		Fettarm	
Lebensmittel	Fettgehalt g/100 g	Lebensmittel	Fettgehalt g/100 g
Butterkäse 60 % F. i. Tr.	35	Kräuterquark	7
Teewurst	35	Kasseler Aufschnitt	7
Camembert 60 % F. i. Tr.	34	Corned Beef	6
Mortadella	33	Bratenaufschnitt vom Schwein	5
Salami	33	Speisequark 20 % Fett i. Tr	5
Emmentaler 45 % F. i. Tr.	31	Putenbrust(aufschnitt)	4
Gorgonzola 50 % F. i. Tr.	31	Schinken (ohne Fettrand	3
Doppelrahmfrischkäse	30	körniger Frischkäse	3
Leberwurst	30	Kräuterquark light	2
Nuss-Nugat-Creme	30	Harzer Korbkäse, Mainzer Handkäse	0,7
Schinkenwurst	28	Speisequark Magerstufe	0,3
Butterkäse 40 % F. i. Tr.	27	Bananenscheiben	0
Camembert 40 % F. i. Tr.	21	Tomaten- oder Gurkenscheiben	0
Edamer light 30 % F. i. Tr.	16	Gemüse oder Champignons in Aspik	0
Feta (Schafskäse) 40 % F. i. Tr.	16		
Mozzarella 45 % F. i. Tr.	16		

Fett i. Tr. – was das heißt

Die Bezeichnung Fett i. Tr. steht für Fett in der Trockenmasse. Diese Angabe ist vorgeschrieben für Käse, der je nach Reifezeit einen unterschiedlich hohen Wassergehalt hat. Der Wassergehalt reicht von ca. 80 % bei Quark bis zu 30 % bei Hartkäse. Der tatsächliche Fettgehalt, also der prozentuale Fettanteil im Käse, lässt sich ungefähr errechnen, indem die Angabe Fett i. Tr. mit dem entsprechenden Wert multipliziert wird:

Hartkäse: 0,7
Schnittkäse: 0,6
Weichkäse: 0,5
Frischkäse: 0,3

Fettgehalte ausgewählter Käsesorten

Gruppe	Sorte	Fett i. Tr.	tatsächlicher Fettgehalt pro 100 g Käse
Hartkäse	Chester	50 %	ca. 32 g
	Emmentaler	45 %	ca. 30 g
	Parmesan	37 %	ca. 26 g
Schnittkäse	Gouda	45 %	ca. 29 g
	Tilsiter	30 %	ca. 17 g
	Edamer	30 %	ca. 16 g
Weichkäse	Camembert	60 %	ca. 34 g
	Brie	50 %	ca. 28 g
	Camembert	45 %	ca. 22 g
	Limburger	40 %	ca. 20 g
	Camembert	30 %	ca. 14 g
	Romadur	20 %	ca. 9 g
	Harzer Korbkäse	–	ca. 0,7 g
Frischkäse	Doppelrahmfrischkäse	60 %	ca. 32 g
	Speisequark	40 %	ca. 11 g
	Speisequark	20 %	ca. 5 g
	Hüttenkäse	20 %	ca. 4 g
	Speisequark, mager	–	ca. 0,3 g

Günstige und ungünstige Fette

Fett ist nicht gleich Fett. Fette unterscheiden sich stark in ihrer Zusammensetzung. Ein maßgeblicher Bestandteil sind die Fettsäuren. Je nach Aufbau werden drei verschiedene chemische Formen unterschieden: gesättigte, einfach ungesättigte und mehrfach ungesättigte Fettsäuren.

Im Körper erfüllen diese Fettsäuren unterschiedliche Funktionen. *Gesättigte Fettsäuren* dienen hauptsächlich als Energiereserve. *Ungesättigte Fettsäuren* (vor allem die einfach ungesättigten) werden als Bausteine für Zellwände benötigt, z. B. für die Zellwände von Blut- und Immunzellen. Ein hoher Anteil an mehrfach ungesättigten Fettsäuren macht die Zellen beweglicher, das Blut fließt besser. *Mehrfach ungesättigte Fettsäuren* dienen vornehmlich als Ausgangssubstanzen für Botenstoffe und Hormone. Eine bestimmte Form von ungesättigten Fettsäuren, die sogenannten Omega-3-Fettsäuren (auch Fischöle genannt), spielen eine große Rolle in der Vorbeugung von Herz-Kreislauf-Erkrankungen.

Während unser Körper gesättigte und einfach ungesättigte Fettsäuren selbst produzieren kann, müssen die mehrfach ungesättigten Fettsäuren mit der Nahrung zugeführt werden. Im Hinblick auf die Prävention von Herz-Kreislauf-Erkrankungen sind Lebensmittel mit einem hohen Anteil an ungesättigten Fettsäuren wertvoller als Lebensmittel mit gesättigten Fettsäuren. Ungesättigte Fettsäuren finden sich vor allem in pflanzlichen Ölen und Fisch, während die gesättigten vor allem in tierischen Fetten (z. B. Sahne, Butter, fettreichem Fleisch und Wurst) und in Kokosfett vorkommen. Aus diesem Grund sollten Sie pflanzliche Öle bevorzugen und auf fettreiche tierische Lebensmittel eher verzichten.

Mehrfach ungesättigte Fettsäuren bringen beim Abnehmen mehr als die gesättigten

Obwohl alle Fette kalorisch gesehen gleich sind, gibt es Hinweise, dass die mehrfach ungesättigten „pflanzlichen“ Fettsäuren figurmäßig weniger stark zu Buche schlagen als die gesättigten „tierischen“. Darum gilt für die gesättigten Fette mehr noch als für die ungesättigten Fette: Sparsam dosieren!

Bei der Auswahl von Pflanzenölen empfehlen wir Ihnen Abwechslung, denn jedes Öl hat seine charakteristische Zusammensetzung. Olivenöl hat z. B. einen hohen Anteil an einfach ungesättigten Fettsäuren, Rapsöl ist reich an Omega-3-Fettsäuren. Besonders empfehlenswert sind Raps-, Oliven-, Soja-, Walnuss- und Sonnenblumenöl. Ideal ist es, wenn Sie verschiedene Öle kombinieren, z. B. Rapsöl für den Salat und Olivenöl zum Dünsten.

Geöffnete Ölflaschen sollten lichtgeschützt und – mit Ausnahme von Olivenöl – kühl aufbewahrt und nicht länger als sechs bis acht Wochen verwendet werden. Deshalb besser zwischen den verschiedenen Ölen wechseln, um nicht mehrere Flaschen gleichzeitig angebrochen zu haben. Olivenöl ist etwas länger haltbar (vier bis sechs Monate) und braucht nicht im Kühlschrank aufbewahrt zu werden.

Hätten Sie's gewusst?

10 g	Fett sind enthalten z. B. in ...
1 Essl.	Öl (10 g)
25 g	Kartoffelchips, Edelpilzkäse
30 g	Bratwurst, Gouda (45 % Fett i. Tr.), Vollmilchschokolade
100 g	Butterkeksen (20 Stück)
300 ml	Vollmilch
1000 g	Putenbrust
1200 g	Seelachs
2000 ml	Buttermilch
5000 g	Rinderfilet
5000 g	Tomaten, Äpfeln

Kennzeichen Fettgehalt

Generell ist es nicht einfach, den Fettgehalt von Lebensmitteln zu erfahren. Aber erfreulicherweise enthalten immer mehr Lebensmittel auf ihrem Etikett eine Nährwertkennzeichnung, d. h. eine kleine Tabelle, aus der die Gehalte an Kalorien, Fett, Eiweiß und Kohlenhydraten hervorgehen. Der Vergleich des angegebenen Fettgehalts mit der empfohlenen Gesamtzufuhr (insgesamt 60 bis 80 g Fett pro Tag) gibt einen Anhaltspunkt für die Beurteilung des Lebensmittels.

Auf die Zutatenliste achten

Wenn ein Lebensmittel keine Nährwertkennzeichnung enthält, kann der Fettanteil nur annäherungsweise über die Zutatenliste ermittelt werden. Die Zutatenliste enthält alle Zutaten nach der Reihenfolge der Mengenanteile geordnet. Stehen also die Begriffe Fett oder Öl am Anfang der Liste, so ist dies ein Hinweis, dass das Lebensmittel einen hohen Fettgehalt aufweist. Den Fettanteil von Käse anhand der „Fett i. Tr.“-Angabe können Sie selbst berechnen (→ S. 68). Wem diese Angaben nicht ausreichen, kann sich eine Nährwerttabelle anschaffen, die einen Überblick über die Zusammensetzung vieler gängiger Lebensmittel gibt. Diese ist für ca. 10 Euro im Buchhandel erhältlich.

Fettarm oder vollfett – welche Milchprodukte sind angesagt?

Für Milch und Milchprodukte, also z. B. Jogurt, Dickmilch, Kefir sind drei Fettgehaltsstufen vorgeschrieben. Vollmilchprodukte enthalten zwischen 3,5 und 3,8 g Fett pro 100 ml bzw. 100 g. Die fettarmen Varianten enthalten 1,5 g pro 100 ml und die entrahmten Sorten 0,3 g pro 100 ml. Wie stark diese Anteile beim Gesamtfettverzehr zu Buche schlagen, hängt davon ab, wie viel man davon isst bzw. trinkt. Wer z. B. nur einen Esslöffel Milch in seinen Kaffee gibt, nimmt darüber nur maximal 0,4 g Fett auf (bei der Vollmilchvariante). Wer aber z. B. Milchreis oder Pudding kocht und dafür 500 ml Milch verwendet, kann durch die Verwendung fettarmer Milch etwa 12 g (19 g gegenüber 7,5 g) Fett „sparen". Ebenso ist es beim Jogurt: Wer nur einen kleinen Becher (150 g) pro Tag isst, braucht nur 5 g Fett einzuplanen, bei 500 g sind es schon 17,5 g.

Die Menge macht's

Letztendlich ist es eine Geschmacksfrage. Wir empfehlen, die fettarmen Varianten zu probieren, und dies mehrmals, damit man sich an den neuen Geschmack gewöhnen kann. Wem die fettarmen Varianten aber nicht schmecken wollen, die/der sollte bei Vollmilchprodukten bleiben und lieber an anderer Stelle (z. B. beim Brotbelag) mehr Fett einsparen.

Butter oder Margarine – was ist gesünder?

Butter und Margarine unterscheiden sich nicht im Fettgehalt sondern in der Zusammensetzung des Fettes. Margarine wird meist aus pflanzlichen Fetten hergestellt, hat also einen höheren Anteil an ungesättigten Fettsäuren als Butter, die ja aus Milchfett besteht. Im Rahmen einer fettbewussten Ernährung ist es generell sinnvoller, Fette und Öle zu bevorzugen, die mehr ungesättigte Fettsäuren enthalten. Wer täglich ungefähr ein bis zwei Esslöffel hochwertiges Pflanzenöl (z. B. Rapsöl, Sojaöl) verwendet, deckt seinen Bedarf an ungesättigten Fettsäuren bereits darüber und kann als Streichfett durchaus Butter verwenden. Wer aber zum Kochen oder Braten lieber Butter, Butterschmalz oder Plattenfette verwendet, sollte zur Deckung seines Bedarfs an ungesättigten Fettsäuren als Streichfett lieber Margarine verwenden. Diätmargarine hat den höchsten Anteil an ungesättigten Fettsäuren; laut Lebensmittelgesetz muss sie mindestens 50 % mehrfach ungesättigte Fettsäuren enthalten. Generell gilt aber, Streichfette, also sowohl Butter als auch Margarine, nur sparsam zu verwenden.

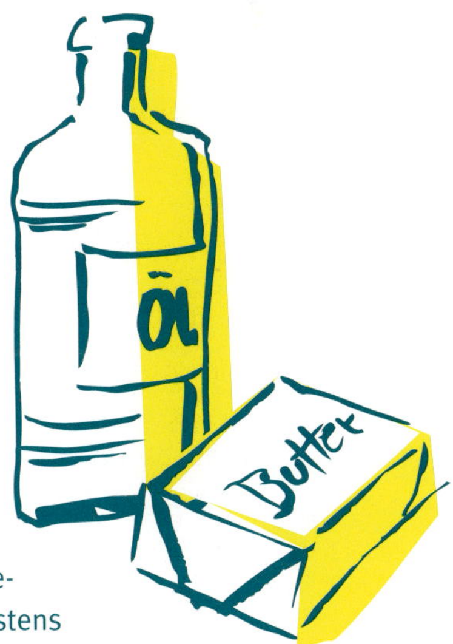

? Light- oder fettreduzierte Produkte – eine sinnvolle Alternative?

Nur bedingt. Der Begriff „light“ kann vieles bedeuten, denn er ist rechtlich gesehen nicht eindeutig definiert. So gibt es diesen Begriff nicht nur im Lebensmittelbereich, sondern z. B. auch für Zigaretten oder Kosmetika. Im Lebensmittelbereich gibt es nur für bestimmte Milcherzeugnisse und Streichfette Vorschriften darüber, wie viel Fett ein Lebensmittel mit der Bezeichnung „light“ enthalten darf. Ein „Light“-Jogurt darf z. B. nicht mehr als 1,8 % Fett enthalten, also etwa soviel wie ein fettarmer Jogurt. Ein Streichfett mit der Bezeichnung „halbfett“ oder „fettarm“ darf höchstens 42 % Fett enthalten. Wer in diesem „Dschungel“ den Durchblick behalten möchte, sollte auf die Nährwertkennzeichnung achten, denn diese ist für „Light“-Produkte vorgeschrieben.

Light-Produkte wurden vor etlichen Jahren als fett- und kalorienärmere Alternativen zu sonst gehaltvolleren Lebensmitteln eingeführt. Damit sie bei gleicher Masse einen geringeren Kalorien- oder Fettgehalt haben, sind oftmals Wasser und Bindemittel zugegeben. Diese „Streckung“ macht sie von der Zusammensetzung her nicht unbedingt wertvoller.

„Light" verführt leicht zu mehr

Light-Produkte haben den Nachteil, dass sie dazu verleiten, großzügiger mit ihnen umzugehen. Wer aber mehr davon isst, hat im Prinzip nichts gewonnen. Er bzw. sie läuft sogar Gefahr, noch mehr Kalorien als gedacht aufzunehmen. Da Light-Produkte oftmals teurer sind als herkömmliche, empfehlen wir, diese nur gelegentlich zu verwenden und sonst Lebensmittel zu bevorzugen, die von Natur aus einen geringen Fettgehalt aufweisen (z. B. Putenbrust mit 4 g Fett/100 g statt Leberwurst Light mit 21 g Fett/100 g).

Zusammenfassung

In diesem Kapitel ging es darum, dass eine fettbewusstere Ernährung wichtig für das Abnehmen ist. Welche Anregungen waren wichtig für Sie? Und was nehmen Sie sich in Zukunft vor?

- Wichtig war für mich, dass

- Ich nehme mir vor, dass

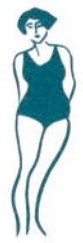

Schritt 6: Ich esse öfter Vollkornprodukte!

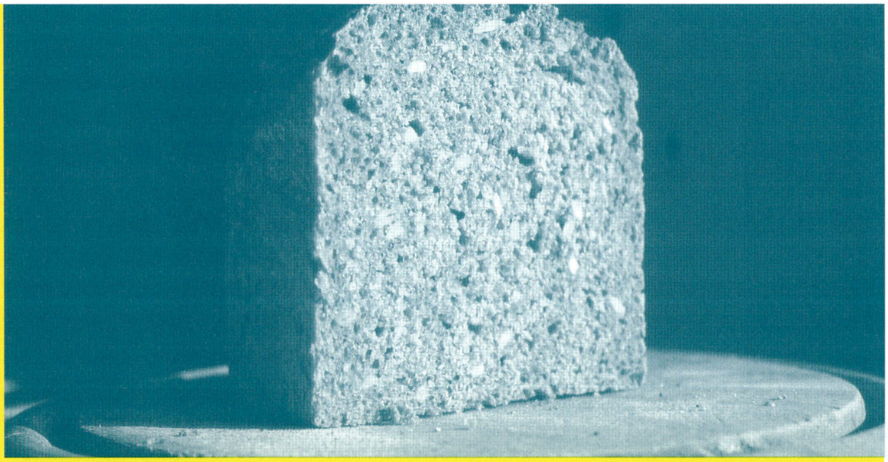

In diesem Abschnitt geht es darum, warum Vollkornprodukte besser zum Abnehmen geeignet sind als Produkte aus Weißmehl und wie Sie mehr Vollkornprodukte in Ihren Speiseplan einbauen können.

Die Kraft des vollen Korns nutzen

Manche Menschen haben negative Assoziationen mit dem Begriff „Vollkorn". Sie denken an ganze Körner und Körnerkost. Vollkornbrot bedeutet für sie ein grobes dunkles Brot, bei dem sie mühselig auf ganzen Körnern herumbeißen müssen. Doch das ist nicht automatisch so. Der Begriff Vollkorn besagt lediglich, dass etwas aus dem ganzen bzw. vollen Korn hergestellt wird. Es heißt nicht, dass ganze Körner verarbeitet werden, denn Vollkornmehl kann wie Weißmehl fein gemahlen werden. Vollkornbrot kann genauso wie Misch- oder Weißbrot aus fein gemahlenem Mehl hergestellt sein. Dass Vollkornprodukte in der Zwischenzeit ihre Liebhaber/innen gefunden haben, zeigt die große Palette an Vollkornbackwaren, die von (Vollkorn-) Bäckereien, Bioläden oder Reformhäusern angeboten wird.

Getreide ist seit vielen tausend Jahren die Nahrungsgrundlage des Menschen. Aus Getreide wird Brot hergestellt, und es ist der wichtigste Bestandteil von Nudeln und Teigwaren. Und nicht zuletzt wird Getreide auch in reiner Form gegessen, z. B. als Flocken, Grieß, Reis oder Hirse. Getreide und die daraus hergestellten Produkte bestehen zum größten Teil aus Kohlenhydraten. Das macht sie zu einem wichtigen Energielieferanten des Menschen. Sie sind gewissermaßen ein schnell verfügbarer „Treibstoff" für Muskeln und Gehirn.

Für die Herstellung von Mehl werden die Getreidekörner in einer Mühle vermahlen. Das Innere des Getreidekorns besteht aus weißer Stärke, dem Hauptbesandtandteil des Weißmehls. Wird Auszugs- bzw. Weißmehl hergestellt, werden die braunen Randschichten mit feinen Sieben abgetrennt und übrig bleibt Stärke pur. Die abgetrennten Randschichten, die meist in die Tierernährung wandern, enthalten wertvolle Inhaltsstoffe: Vitamine, Mineralstoffe und Ballaststoffe. Bei der Herstellung von Vollkornmehl bleiben die Randschichten erhalten, daher der Begriff „Vollkorn". Vollkornmehl enthält etwa doppelt so viele Vitamine und Mineralstoffe wie Weißmehl und hat aufgrund der Randschichten eine etwas dunklere Farbe, es kann jedoch ebenso fein gemahlen sein wie Weißmehl.

Vollkornprodukte helfen beim Abnehmen

Zugegeben: Produkte aus Vollkorn schmecken etwas anders als Produkte aus weißem Mehl und sie haben eine andere Farbe. Doch es lohnt sich, sie auszuprobieren und sich an sie zu gewöhnen, denn sie bieten fürs Abnehmen eindeutige Vorteile:

- Vollkornprodukte enthalten etwas weniger Kalorien als Produkte aus Weißmehl.
- Vollkornprodukte sättigen schneller und länger.

- Vollkornprodukte haben einen günstigeren glykämischen Index, d. h. sie verhindern Schwankungen des Blutzuckerspiegels.

Warum Vollkornprodukte beim Abnehmen helfen

Insbesondere der letztgenannte Effekt ist für den Abbau der Fettspeicher ganz wichtig. Die in den Vollkornprodukten enthaltenen Ballaststoffe sorgen dafür, dass die Bausteine der darin enthaltenen Stärke (Traubenzucker) nach dem Essen nur langsam ins Blut gelangen, so dass der Blutzuckerspiegel nur wenig ansteigt. Weißmehlprodukte enthalten dagegen kaum Ballaststoffe mit der Folge, dass der Traubenzucker schneller ins Blut gelangt und der Blutzuckerspiegel stärker ansteigt. Deswegen haben Produkte aus Weißmehl einen höheren sog. glykämischen Index als Vollkornprodukte. Ein hoher Blutzuckerspiegel wiederum veranlasst die Bauchspeicheldrüse dazu, Insulin zu produzieren. Insulin hat aber einen gewaltigen Nachteil für die Gewichtsreduktion: Es behindert den – so sehr ersehnten – Abbau der Fettspeicher. Somit begünstigen Weißmehlprodukte den Aufbau von Körperfett und Vollkornprodukte den Abbau bzw. die Vermeidung von Körperfett.

Darüber hinaus haben Produkte aus Vollkorn eine bessere Sättigungswirkung, weil Ballaststoffe als kalorienfreie Füllmasse im Magen und Darm wirken. Vollkornprodukte machen schneller satt und das Sattsein hält länger an. Die Sättigungswirkung können Sie selbst austesten, indem Sie an einem Tag zum Frühstück eine Scheibe Weißbrot essen und am nächsten eine Scheibe Vollkornbrot (mit dem gleichen Belag). Wahrscheinlich werden auch Sie feststellen, dass Sie nach dem Vollkornbrot länger satt sind und nicht so schnell wieder Hunger bekommen.

Mehr Vollkorn – praktisch umgesetzt

Falls Sie bisher Vollkornprodukte eher ignoriert haben, empfiehlt sich, beim Kennenlernen Schritt für Schritt vorzugehen. Fangen Sie damit an, neue Brotsorten aus Vollkorn auszuprobieren. Beginnen Sie z. B. mit Vollkorntoastbrot. Es ist daran zu erkennen, dass in der Zutatenliste an erster Stelle Vollkornmehl steht. Vollkorntoast ist für den Einstieg deshalb gut geeignet, weil es aus fein gemahlenem Vollkornmehl hergestellt wird und Sie – außer in der Farbe – praktisch kaum einen Unterschied zu herkömmlichem Toast feststellen werden.

Der nächste Schritt ist, verschiedene Vollkornbrote und -brötchen auszuprobieren. In herkömmlichen Bäckereien müssen Sie ein wenig aufpassen und nachfragen. Körnige Brote (mit Sesam, Leinsamen oder Sonnenblumenkernen) werden oft fälschlicherweise als Vollkornbrot oder Körnerbrot bezeichnet, obwohl sie meist aus Auszugsmehl hergestellt sind. In Vollkornbäckerein, Reformhäusern und Bioläden ist die Auswahl an Vollkornbrot deutlich größer. Hier wird meist auch Vollkornbrot aus fein

Check: Meine Vollkorn-Bilanz

Wie oft esse ich Vollkornbrot?
- ☐ täglich (2)
- ☐ mehrmals pro Woche (1)
- ☐ selten/gar nicht (0)

Wie oft esse ich Getreideflocken oder Müsli?
- ☐ täglich (2)
- ☐ mehrmals pro Woche (1)
- ☐ selten/gar nicht (0)

Wie oft esse ich Vollkornnudeln oder Naturreis?
- ☐ mehrmals pro Woche (2)
- ☐ mehrmals pro Monat (1)
- ☐ selten/gar nicht (0)

Auswertung:
4 Punkte und mehr: Prima, Sie können getrost den Rest dieses Kapitels überschlagen.
2 –3 Punkte: Gut, Sie haben bereits einige Erfahrungen mit Vollkornprodukten. Versuchen Sie die „Dosis" mit Hilfe unserer Vorschläge zu steigern.
0–1 Punkt: Sie schöpfen offensichtlich noch nicht aus der Kraft des vollen Korns. Wir möchten Sie ermuntern, mehr Vollkornprodukte zu probieren.

gemahlenem Mehl angeboten, was das Umgewöhnen erleichtern kann. Diese Läden haben darüber hinaus den Vorteil, dass meistens Getreide aus ökologischem Anbau sowie Natursauerteig verwendet wird. Versuchen Sie auch Dinkelbrot, das sich in der Konsistenz kaum von herkömmlichem Mischbrot unterscheidet.

Mit Vollkornbrot haben Sie Ihren Speiseplan wesentlich verbessert. Probieren Sie als Nächstes Vollkornnudeln und Naturreis. Sie können diese in Rezepten genauso verwenden wie herkömmliche Nudeln und weißen Reis. Lassen Sie sich nicht durch die dunkelbraune Farbe abschrecken, sie wird beim Kochen deutlich heller. Wenn die Garzeiten übereinstimmen, können Sie ggf. helle und dunkle Nudeln auch mischen.

Probieren Sie auch mal Kuchen und Pfannkuchen aus Vollkornmehl. Um das Umgewöhnen zu erleichtern, können Sie zunächst Weiß- und Vollkornmehl mischen. Stellen Sie fest, bei welchen Kuchen und Gerichten Ihnen Vollkornmehl schmeckt und bei welchen doch nicht. Dann können Sie variieren.

Manchmal können anfangs vermehrt Blähungen auftreten, wenn Sie mehr Vollkornprodukte essen, weil der Darm sich an die Mehrarbeit auch erst gewöhnen muss. Lassen Sie ihm Zeit und steigern Sie die Mengen nur langsam. Brot und Backwaren aus Dinkel werden oft besser vertragen.

? Woran erkennt man „richtiges" Vollkornbrot?

Vollkornbrot und Brot aus Auszugsmehl lassen sich manchmal nicht einfach unterscheiden. Die hellbraune Farbe ist nicht immer ein Erkennungszeichen, denn es gibt auch Brote mit Sojamehl, die von Natur aus auch etwas dunkler sind. Bei verpacktem Brot ist die Unterscheidung am einfachsten, denn die Zutaten stehen in der Zutatenliste. Wenn Vollkornmehl an erster Stelle steht, so ist Vollkornmehl die Hauptzutat. Wenn bei der weiteren Nennung der Zutaten nicht noch einmal „Mehl" auftaucht, dann können Sie davon ausgehen, dass es sich um ein reines Vollkornbrot handelt. Bei nicht verpackten Broten ist die Unterscheidung manchmal schwieriger. Wenn Sie bereits Erfahrung mit Vollkornbrot haben, dann erkennen Sie es am etwas festeren „Biss" und an der feineren Struktur, denn die Poren sind etwas kleiner und meist gleichmäßiger. Falls Sie unsicher sind, dann kaufen Sie anfangs Ihr Vollkornbrot in Bioläden, Vollkornbäckereien oder im Reformhaus. Dort wird in der Regel nur reines Vollkornbrot angeboten.

! Tipps für mehr Vollkornprodukte

- Bevorzugen Sie Brote und Brötchen aus fein gemahlenem Vollkornmehl! Auch Toast- und Knäckebrot.
- Beginnen Sie den Tag mit einem Müsli aus Hafer- oder anderen Getreideflocken!
- Probieren Sie Nudelgerichte mit Vollkornnudeln!
- Probieren Sie Reisgerichte mit Naturreis!
- Backen Sie Kuchen und Pfannkuchen mit einer Mischung aus Vollkorn- und Auszugsmehl!

„Heim"-Vorteil für Vollkorn – die Ballaststoffe

Gerade die Bestandteile des Kornes, die dem Auszugsmehl fehlen, sind für eine gesunde Ernährung außerordentlich wichtig. Nur das ganze Korn enthält Ballaststoffe, die für eine geregelte Verdauung sorgen, sowie lebenswichtige Mineralien und Vitamine, die sogar Kreislauf- und Krebserkrankungen vorbeugen können. Produkte aus dem ganzen Korn enthalten etwa doppelt so viele Ballaststoffe. Diese werden im Dünndarm nicht wie andere Nährstoffe abgebaut und aufgenommen, sondern gelangen quasi unverdaut in den Dickdarm. Aufgrund ihrer Fähigkeit, ein Mehrfaches ihres

Eigengewichtes an Wasser aufnehmen zu können, quellen sie auf und füllen den schlauchförmigen Darm aus. Dadurch wird dem Darm die Arbeit erleichtert, denn der Darminhalt kann besser weitertransportiert werden.

Ballaststoffe sind für Vieles gut

Ballaststoffe können noch mehr. Sie dienen den Bakterien der Darmflora als Nahrung. Eine gesunde Darmflora verbessert die Immunabwehr und schützt vermutlich vor der Entstehung von Krebs. Ballaststoffe in der Nahrung haben auch einen positiven Einfluss auf den Cholesterinspiegel. In Langzeitstudien hatten Personen mit einer höheren Ballaststoffaufnahme ein deutlich verringertes Herzinfarktrisiko.

Bei der Herstellung von weißem Mehl aus Weizen gehen neben den Ballaststoffen auch 70 bis 80 % der ursprünglich enthaltenen Vitamine und Mineralstoffe verloren. Gerade die als Nervennahrung bekannten B-Vitamine und das Zellschutz-Vitamin E fehlen dem weißen Mehl nahezu ganz. Auch das für die Muskelfunktionen benötigte Magnesium und das Zink – unabdingbar für die Wundheilung – werden bei der Herstellung von Weißmehl fast vollständig entfernt.

In mehreren Langzeitstudien wurde beobachtet, dass Personen, die häufig Vollkornprodukte essen, nicht nur schlanker sind, sondern auch ein geringeres Risiko für Dickdarmkrebs haben. Eigentlich Gründe genug – schon unabhängig vom Gewicht, um Vollkornprodukte regelmäßiger im Speiseplan zu haben.

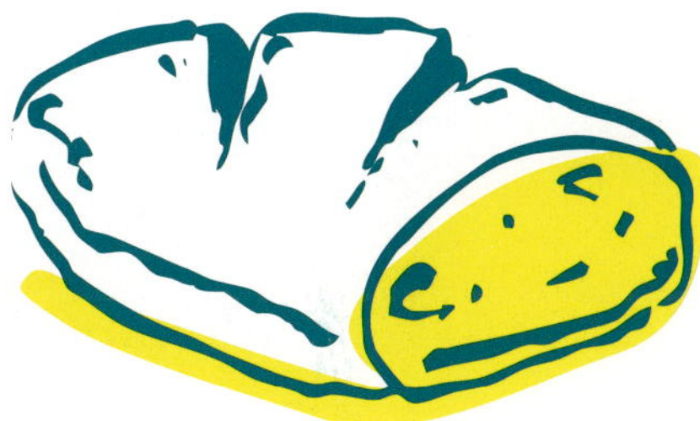

Zusammenfassung

In diesem Kapitel ging es darum, dass Vollkornprodukte wichtig für das Abnehmen sind. Welche Anregungen waren wichtig für Sie? Und was nehmen Sie sich in Zukunft vor?

- Wichtig war für mich, dass

- Ich nehme mir vor, dass

Schritt 7: Ich esse weniger Süßes!

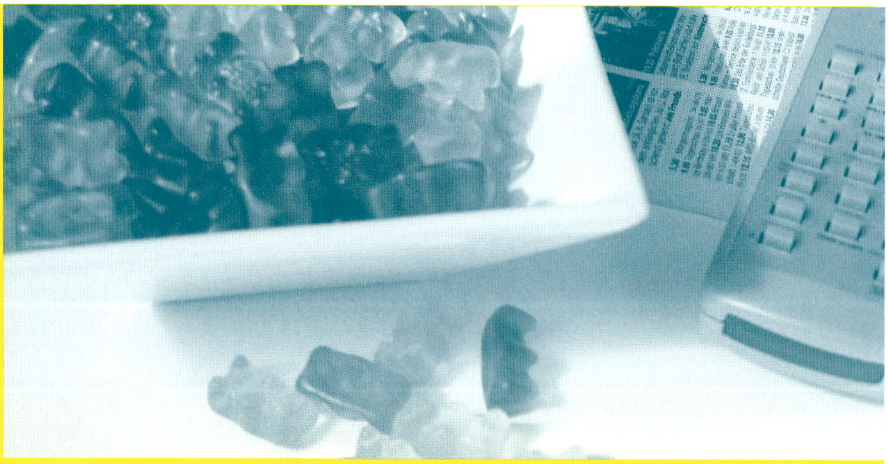

Sind Sie jemand, der für eine Tafel Schokolade meilenweit gehen würde? Gelüstet Sie es nach dem Essen immer nach einem „Magenschließer"? Haben Sie manchmal das Gefühl, dass das Verlangen nach Süßem richtig übermächtig werden kann? In diesem Abschnitt geht es um mögliche Gründe dafür und wie Sie damit umgehen können, wenn Sie abnehmen wollen. Wenn Süßes Sie eher kalt lässt, können Sie diesen Schritt getrost übergehen.

Gewichtsfaktor Süßigkeiten

Forscher behaupten, die Vorliebe für Süß sei beim Menschen „angeboren". Sie leiten dies von der Beobachtung ab, dass Neugeborene selig lächeln, wenn ihnen eine süße Flüssigkeit auf die Zunge getröpfelt wird, und angeekelt den Mund verziehen, wenn es eine sauer oder bitter schmeckende Lösung ist. Eine weitere Erklärung für diese Vorliebe könnte sein, dass unsere frühen Vorfahren sich in den Wäldern vermutlich zu einem Großteil von süßen Früchten ernährt haben. Doch vergleicht man die Süße von wildem Obst mit den heutigen Süßigkeiten, so wird schnell deutlich, dass erhebliche Unterschiede schon allein dadurch bestehen, dass in Früchten die Zuckerarten sich als natürliche Bestandteile einfügen, Süßigkeiten dagegen Zucker, der in der Regel aus Zuckerrüben gewonnen wird, als Hauptbestandteil haben.

Warum Zucker beim Abnehmen nicht hilft

Wie bei Weißmehlprodukten steigt nach dem Genuss von Lebensmitteln mit einem hohen Zuckergehalt der Blutzuckerspiegel an. Zucker braucht im Verdauungstrakt kaum „verdaut" zu werden, es „schießt" ins Blut und bewirkt einen starken Anstieg des Blutzuckerspiegels. Ein hoher Blutzuckerspiegel ist auf Dauer schädlich für die Blutgefäße – Diabetiker/innen können ein Lied davon singen. Um die Blutgefäße zu schützen, produziert die Bauchspeicheldrüse Insulin, das dafür sorgt, dass der überschüssige Zucker aus dem Blut in die Zellen fließen kann. Doch alles, was nicht direkt durch Muskelarbeit verbraucht wird, gelangt in die Fettzellen. Diese werden durch das Insulin angeregt, weiteres Fett zu bilden und sich zu vergrößern. So fördert häufiges Naschen von Süßigkeiten die Gewichtszunahme und behindert beim Abnehmen den Abbau der Fettspeicher.

Zucker ist in fast allem enthalten, was süß schmeckt, also in Bonbons, Schokolade, Eis, Riegeln, Kuchen, Plätzchen, Marmelade, Honig, Nuss-Nougat-Creme und Limonaden. Wer häufig Süßes nascht, hat eine Blutzuckerkurve wie eine Achterbahn. Es geht steil hinauf und wieder hinunter. Das Insulin beschleunigt sogar noch die Talfahrt. Wenn der Blutzucker dann im Keller ist, kommt der Heißhunger. Schnell wird wieder etwas Süßes gegessen und die Achterbahnfahrt beginnt von vorne. Wer aus diesem Teufelskreis raus will, muss aufhören, permanent Süßigkeiten zu naschen.

Das Abnehmen geht also leichter, wenn Blutzucker- und Insulinspiegel möglichst niedrig bleiben. Die Wirkung eines Lebensmittels auf den Blutzuckerspiegel wird durch dessen glykämischen Index (GI) bzw. glykämische Last (GL) ausgedrückt (→Info, S. 82).

Info: Was glykämischer Index (GI) bzw. glykämische Last (GL) bedeuten

Der glykämische Index (GI) ist ein Maß für die Wirkung kohlenhydratreicher Lebensmittel auf den Blutzuckerspiegel. Ein hoher GI bedeutet, dass ein Lebensmittel einen hohen Anstieg des Blutzuckerspiegels auslöst. Das betrifft vor allem stärke- und zuckerreiche Lebensmittel, wie Weißmehlprodukte, Kartoffeln und Süßwaren. Einen niedrigen GI haben Vollkornprodukte und Hülsenfrüchte.
Es gibt durchaus Lebensmittel mit einem relativ hohen glykämischen Index, die aber bedingt durch ihren geringen Kohlenhydratgehalt nur zu einem geringen Anstieg des Blutzuckerspiegels führen. Dieser Umstand wird im Begriff glykämische Last (GL) mit berücksichtigt. Eine hohe GL haben Lebensmittel, die gleichzeitig einen hohen GI und einen hohen Kohlenhydratanteil haben. Das sind z. B. Cornflakes, Kekse, süßes Gebäck, Schokoriegel, weißer Reis, Orangenlimonade, Weißbrot und Kartoffeln. Eine niedrige GL haben dagegen Gemüse, Obst, Hülsenfrüchte, Milchprodukte und Fleisch. Enthält der Speisezettel viele Lebensmittel mit einer hohen GL, so bedeutet dies einen ungünstigen Einfluss auf das Gewicht und vermutlich auch auf andere gesundheitlich relevante Faktoren.

Wie viele Süßigkeiten sind erlaubt?

Süßigkeiten sind nicht verboten. In Maßen genießen und nicht in Massen verschlingen, heißt die Devise. Genießen Sie unbeschwert einen Riegel Schokolade nach dem Essen oder eine Kugel Eis beim Stadtbummel. Aber essen Sie keine Süßigkeiten, Kekse oder Kuchen, um Ihren Hunger zu stillen. Wenn Sie zwischendurch Hunger haben, greifen Sie zu etwas, was auf Dauer satt macht, z. B. ein belegtes Vollkornbrot, ein Glas Buttermilch oder einen Becher Jogurt. Sorgen Sie mit regelmäßigen Mahlzeiten dafür, dass der Heißhunger auf Süßes gar nicht erst aufkommt.
Die Deutsche Gesellschaft für Ernährung empfiehlt, pro Tag nicht mehr als 200 Kalorien in Form von süßen Naschereien zu essen. Das entspricht zwei Riegeln Schokolade oder zwei Kugeln Eis. Ist das nichts?

Süßes genießen

Wer gewöhnt ist, häufig Süßes zu essen, muss wieder erfahren lernen, wie sich ein Alltag ohne Süßkram anfühlt. Wagen Sie ein Experiment! Probieren Sie, Süßes für eine gewisse Zeit (eine Woche oder zwei) einfach mal weg zu lassen. Also keine Marmelade, keine Schokolade, keine Kekse, kein Kuchen. Beobachten Sie, was mit Ihnen passiert – wie ein Selbstversuch oder ein „Abenteuer“ mit sich selbst. Jeder

Tag, den Sie dies schaffen, bringt viel, auch wenn der Effekt nicht prompt eintritt. Das ist anfangs schwer, aber schon bald werden Sie feststellen, dass das Verlangen nach Süßem spürbar abnimmt, was durch die stetige Abnahme des Insulinspiegels bedingt ist. Wenn der Süßhunger allzu groß wird, essen Sie süßes Obst, maximal drei Stücke am Tag (ca. 300 bis 400 g).

Check: Meine Nasch-Bilanz*

Wann esse ich Süßes am liebsten?

- ☐ immer zwischendurch
- ☐ als Nachtisch nach einem guten Essen
- ☐ abends beim Fernsehen
- ☐

Wann lasse ich mich besonders leicht zum Naschen verführen?

- ☐ wenn ich Langeweile habe
- ☐ wenn ich traurig bin oder mich ärgere
- ☐ wenn ich besonders gut gelaunt bin
- ☐

Wie viel Süßes brauche ich?

- ☐ nicht täglich, aber wenn, dann esse ich gleich eine Packung leer
- ☐ ich brauche jeden Tag meine Ration Kekse oder Schokolade, unter 10 Keksen oder ½ Tafel Schokolade läuft nichts
- ☐ ich esse sehr selten etwas Süßes und kann es dann richtig genießen
- ☐

* Sollten Sie zu den herzhaften Nascher/innen gehören und bei Chips, Nüssen, Crackern schwach werden, mögen Sie sich hier vielleicht nicht direkt angesprochen fühlen. An etlichen Stellen könnten die Anregungen dennoch für Sie passen, wenn Sie die Begriffe Süßigkeit oder Schokolade durch Ihr herzhaftes Naschwerk austauschen. Von der physiologischen Seite sind beim herzhaften Naschen allerdings eher die Fette als Zucker angesprochen, so dass das Kapitel „Ich esse weniger Fett!", → S. 62ff, besser passt.

Achten Sie in diesen Tagen ganz besonders darauf, regelmäßige Mahlzeiten zu sich zu nehmen, damit der Hunger gar nicht erst zu groß wird. Essen Sie mehr eiweißreiche Lebensmittel, vor allem zu den Zwischenmahlzeiten, z. B. Jogurt, Quark, Buttermilch. Probieren Sie zum Abschluss einer Mahlzeit statt eines Desserts zwei bis drei Würfelchen Käse. Käse schließt den Magen.

Nach dieser freiwilligen Enthaltsamkeit belohnen Sie sich mit einer kleinen Süßigkeit, auf die Sie am meisten Lust verspüren. Genießen Sie diese Süßigkeit lustvoll und mit allen Sinnen, am besten nach einem guten Essen, also wenn Sie satt sind.

Wo sich Zucker versteckt

Süßigkeit	Portionsgröße	Zuckergehalt in Zuckerwürfeln	Zuckeranteil ca.
1 Duplo	18 g	2	30%
1 Tüte Gummibärchen	250 g	63	75%
2 Esslöffel Ketchup	40 g	2	15%
1 Kinderjogurt	125 g	7	15%
1 Riegel Kinderschokolade	12 g	2	50%
1 Kinder Schoko-Bonbon	6 g	1	50%
1 Stück Marmorkuchen	80 g	5	20%
1 Mars	58 g	13	65%
2 Tl Nuss-Nougat-Creme	20 g	4	60%
1 Praline	12 g	2	50%
1 Schokoladenkuss	20 g	5	75%
1 Snickers	60 g	11	55%
1 Portion Smacks	30 g	5	50%
1 Vanille-Milch-Shake	0,25 l	11	15%
1 Glas Limonade	0,2 l	8	12%
1 Glas Cola	0,2 l	7	10%
			1 Zuckerwürfel = 3g

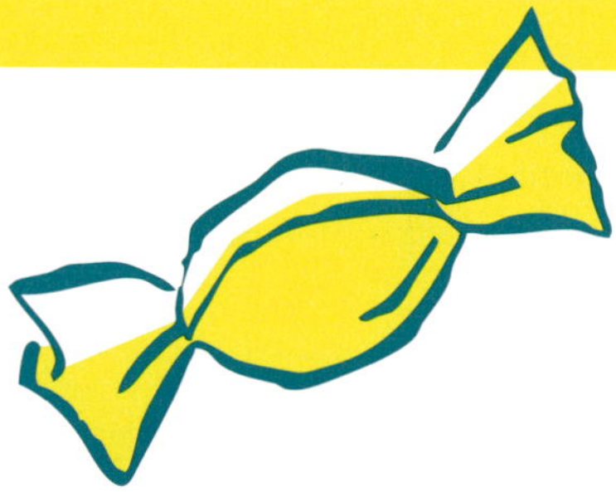

Weniger Süßes – praktisch umgesetzt

- Essen Sie keine Süßigkeiten oder Kekse, um Ihren Hunger zu stillen!
- Essen Sie Süßigkeiten nicht nebenbei, z. B. beim Fernsehen, am Arbeitsplatz, sondern genießen Sie sie bewusst und mit allen Sinnen.
- Lassen Sie Süßigkeiten nie offen herum liegen!
- Lagern Sie nie eine breite Palette an Süßigkeiten in Ihrer Wohnung oder an Ihrem Arbeitsplatz.
- Entscheiden Sie sich für eine Süßigkeit, die Sie besonders gerne mögen, und legen Sie davon eine kleine Packung in eine Schublade oder einen Schrank!
- Gönnen Sie sich eine kleine Süßigkeit, wenn Sie große Lust darauf verspüren, z. B. ein Stückchen Schokolade zum Kaffee oder als Nachtisch.
- Wenn der übermächtige „Heißschmacht" Sie mal überfällt, dann geben Sie ihm in der Form nach, dass Sie es als eine Mahlzeit „zelebrieren", möglichst langsam und bewusst. Und machen Sie sich hinterher kein schlechtes Gewissen.

? Wenn ich anfange zu naschen, kann ich nicht aufhören. Was tun?

Zunächst einmal: Es geht nicht nur Ihnen alleine so. Ob Schokolade, Pralinen, Chips – wenn eine Packung erst einmal angebrochen ist, dann können die meisten nicht mehr widerstehen. Aber das ist auch kein Wunder, wenn man bedenkt, dass die Hersteller viele hochbezahlte Fachleute beschäftigen, damit genau dieses passiert. Darum der erste Tipp: Kaufen Sie nur kleine Packungen!
Zweitens: Falls es häufig vorkommt, dass Sie mit dem Naschen nicht aufhören können, dann empfehlen wir Ihnen, einmal darüber nachzudenken, warum Sie überhaupt anfangen zu naschen. Naschen Sie, weil Sie Hunger haben? Oder weil Sie frustriert oder verärgert sind? Und wann naschen Sie? Ist es immer etwa zur gleichen Tageszeit oder in ahnlichen Situationen? Wenn Sie durch das Nachdenken den eigentlichen Ursachen auf die Spur kommen, überprüfen Sie, ob es nicht andere Möglichkeiten außer dem Naschen gibt.
Wenn es so ist, dass Sie eigentlich hungrig sind und deswegen mit dem Naschen anfangen, dann besorgen Sie sich etwas, was besser sättigt, z. B. ein belegtes Brot, einen Jogurt, eine Banane. Es ist auch sinnvoll, wenn Sie für solche „Notfälle" (z. B. am Arbeitsplatz) immer etwas parat haben, z. B. Obst oder Knäckebrot. Essen Sie zunächst etwas, das satt macht, bevor Sie zur Süßigkeit greifen.

Falls die Naschlust Sie jeden Tag um die gleiche Zeit befällt, dann kann das ein Zeichen dafür sein, dass die letzte Haupt- oder Zwischenmahlzeit zu lange zurück liegt oder nicht ausreichend war. Tipps für eine bessere Tagesplanung finden Sie im Kapitel „Ich esse weniger, aber regelmäßig", → S. 90ff.

Üben Sie auch, das Naschwerk ganz langsam und bewusst zu genießen (→ Übung) Nehmen Sie sich von vornherein vor, nur eine bestimmte Menge zu essen und legen Sie den Rest wieder weg, aber so, dass er nicht mehr sichtbar ist. Putzen Sie sich danach die Zähne. (Ist zwar schade, um den schönen Geschmack im Mund, aber es hilft, das Verlangen nach mehr zu stoppen.)

Übung: Schokolade – so wird sie ein besonderer Genuss!

Sie erfahren bei dieser Übung, dass Genuss nicht eine Frage der Menge, sondern der Zeit und der Konzentration ist. Am besten Sie führen diese Übung nicht alleine, sondern zusammen mit einem Freund oder einer Freundin durch. Die Übung dauert etwa 15 bis 20 Minuten. Besorgen Sie hierfür eine besonders gute Tafel Schokolade und zwei Servietten.

Zunächst sollten Sie dafür sorgen, dass Sie sich ganz entspannen können. Achten Sie darauf, dass Sie während der Übung nicht gestört werden. Legen Sie evtl. eine angenehme Entspannungsmusik auf und setzen Sie sich bequem auf einen Stuhl. Wenn Sie sich genügend entspannt fühlen, dann machen Sie Schritt für Schritt sehr langsam und bewusst die folgende Übung:

- Legen Sie die Serviette auf Ihre Handfläche und darauf ein Stück Schokolade.
- Schauen Sie sich die Schokolade ganz genau an, die Form, die Farbe, die Oberfläche, den Glanz ...
- Riechen Sie an der Schokolade und nehmen Sie den Geruch intensiv wahr.
- Nehmen Sie die Schokolade jetzt in die Hand und streichen Sie damit – wie mit einem Lippenstift – über Ihre Lippen.
- Lecken Sie Ihre Lippen ab und nehmen Sie den Geschmack wahr.
- Jetzt lecken Sie langsam mit Ihrer Zunge direkt an der Schokolade und spüren den Schmelz und den Geschmack.
- Beißen Sie jetzt ein Stückchen von der Schokolade ab und schieben Sie es unter die Zunge.
- Lassen Sie das Stückchen im Mund in die linke Backentasche und dann in die rechte wandern.
- Den Rest des Schokoladenstücks lassen Sie im Mund langsam schmelzen wie einen Bonbon.
- Verfolgen Sie zum Schluss noch einmal den Weg des Schokoladenstückchens mit Ihrer Zunge. Entscheiden Sie, wo Ihnen die Schokolade am besten schmeckt.

- Kosten Sie den Nachgeschmack aus, bis er ganz abklingt. Wie lange dauert dies?
- Beenden Sie die Übung, indem Sie von Ihrem Platz aufstehen und sich recken und strecken.
- Besprechen Sie Ihre Beobachtungen und (Geschmacks-)erlebnisse mit Ihrem/r Übungspartner/in.

Anmerkung: Diese Übung wurde bereits in vielen Gruppen zur Gewichtsreduktion durchgeführt. Die meisten Teilnehmer/innen berichten, dass sie Schokolade noch nie so intensiv geschmeckt haben. Sie sind gleichzeitig oft verwundert darüber, dass das kleine Stück so ein starkes Geschmackserlebnis auslöst wie sonst eine ganze Tafel Schokolade.

(Quelle: aus der „Spielesammlung“ des Kurskonzeptes „Gewicht im Griff“ der Verbraucherzentrale NRW).

Übung: Für Chips-Fans die Parallelübung

Auch diese Übung führen Sie am besten zusammen mit einem Freund oder einer Freundin durch. Die Übung dauert etwa 15 bis 20 Minuten. Sie besorgen sich hierfür Ihre Lieblingschips und zwei Servietten.

Sie sorgen dafür, dass Sie sich gut entspannen können und während der Übung nicht gestört werden. Legen Sie evtl. eine angenehme Entspannungsmusik auf und setzen Sie sich bequem auf einen Stuhl. Wenn Sie sich genügend entspannt fühlen, dann machen Sie Schritt für Schritt sehr langsam und bewusst die folgende Übung:

- Legen Sie die Serviette auf Ihre Handfläche und darauf Ihren Lieblingschip.
- Schauen Sie sich den Chip ganz genau an, die Form, die Farbe, die Oberfläche, die Struktur ...
- Riechen Sie am Chip und nehmen Sie den Geruch intensiv wahr.
- Lecken Sie am Chip. Nehmen Sie die Gewürzmischung wahr und versuchen Sie, einzelne Gewürze herauszuschmecken. Wiederholen Sie das Lecken und Schmecken drei- bis fünfmal. Wie verändert sich der Geschmack?
- Beißen Sie jetzt ein Stück vom Chip ab und schieben Sie es unter die Zunge.
- Lassen Sie das Stück im Mund in die linke Backentasche und dann in die rechte wandern, dann auf die Zunge und schlucken es hinunter.
- Verfolgen Sie zum Schluss noch einmal den Weg des Chips mit Ihrer Zunge. Entscheiden Sie, wann und wo er Ihnen am besten schmeckt.

weiter ⇢

- Kosten Sie den Nachgeschmack aus, bis er ganz abklingt. Wie lange dauert dies?
- Beenden Sie die Übung, indem Sie von Ihrem Platz aufstehen und sich recken und strecken.
- Besprechen Sie Ihre Beobachtungen und (Geschmacks-)erlebnisse mit Ihrem/r Übungspartner/in.

Quelle: ⇢Schokoladen-Übung

Was für ein Schokoladentyp sind Sie?

Weniger kann mehr sein

Was ist Ihnen an Schokolade wichtig? Soll sie süß schmecken, soll sie ein intensives Kakaoaroma haben oder soll sie besonders zart auf der Zunge schmelzen? Finden Sie heraus, welche Schokolade Ihre Bedürfnisse am besten befriedigt. Das ist die Voraussetzung dafür, dass Sie in Zukunft Schokolade intensiver genießen können und vermutlich weniger brauchen, um zufrieden zu sein.

Schokolade ist nicht gleich Schokolade. Es gibt große Qualitätsunterschiede. Die Sorten unterscheiden sich teilweise erheblich in der Produktion und Zusammensetzung. Die Herstellung guter Schokolade ist sehr aufwändig. Für den zarten Schmelz ist entscheidend, wie lange die Kakaomasse gerührt und geknetet wird. Dieser Prozess kann bis zu 48 Stunden dauern. Qualitativ hochwertige Schokolade enthält zudem einen hohen Anteil an teurer Kakaomasse. Am meisten Kakao enthält Bitterschokolade (mind. 60 %), Milchschokolade dagegen nur 25 %. Aus diesen Gründen ist der Preisunterschied bei Schokolade oft berechtigt.

Zucker hat viele Namen

Auch bei anderen Süßigkeiten gibt es Qualitätsunterschiede, die sich geschmacklich durchaus bemerkbar machen. Je höher der Zuckeranteil, desto wertloser ist das Produkt meist, auch aus geschmacklicher Sicht. Zucker bewirkt einen oberflächlichen Süßgeschmack, andere Zutaten, z. B. Nüsse, Trockenfrüchte, Gewürze können dagegen ein vielschichtigeres Aroma und damit mehr Genuss bedeuten. Geben Sie sich nicht mit dem einfachsten zufrieden. Finden Sie heraus, was Sie wirklich gerne mögen und was Sie spürbar zufrieden macht. Achten Sie auf die Zutatenliste. Purer Zucker verbirgt sich hinter vielen Begriffen, z. B. Saccharose (Rohr-/Rübenzucker), Glukose (Traubenzucker/Dextrose), Glukosesirup, Fruktose (Fruchtzucker), Laktose (Milchzucker), Maltose (Malzzucker). Achtung! Zucker tritt oft in verschiedenen Bezeichnungen mehrfach auf, z. B. Zucker und Glukosesirup. Und: Honig, Dicksaft oder Sirup werden auch als süßende Zutat verwendet, mit den selben Effekten für die Figur.

Schokolade macht glücklich – ein Gerücht?

Diese Frage lässt sich wohl nicht allgemeingültig beantworten. Obwohl in den Medien sehr oft zu lesen ist, Schokolade enthalte Glückshormone (Serotonin), so konnten Wissenschaftler derartige Substanzen nicht in nennenswerten Mengen nachweisen. Sie liegen in so geringen Konzentrationen vor, dass man mehrere Kilo Schokolade auf einmal essen müsste, um eine „rauschhafte“ Wirkung zu erzielen. Möglicherweise ist es der unverwechselbare Schmelz auf der Zunge, der uns beim Genuss „dahinschmelzen“ lässt und glücklich macht. Oder, was meinen Sie?

Sind Süßstoffe eine Alternative?

Eher nicht. Sie liefern zwar keine oder nur wenig Kalorien. Aber Achtung: Sie haben eine sehr viel höhere Süßkraft als natürliche Süßungsmittel. Der intensive Süßgeschmack kann dazu führen, dass die Geschmacksnerven abgestumpft werden und die Lust auf Süßes weiter steigt. Wer meint, mit Süßstoff besser abzunehmen, ist aber auf dem Holzweg. Untersuchungen zeigen, Süßstoff-Verwender sind nicht schlanker als Nicht-Verwender. Unsere Empfehlung: Machen Sie sich von Süßstoffen unabhängig und süßen Sie – falls nötig – mit wenig (!) Zucker oder Honig. Trainieren Sie Ihr Geschmacksempfinden, indem Sie Schritt für Schritt weniger Süßes verwenden.

Zusammenfassung

In diesem Kapitel ging es darum, dass viele Süßigkeiten das Abnehmen behindern. Welche Anregungen waren wichtig für Sie? Und was nehmen Sie sich in Zukunft vor?

- Wichtig war für mich, dass

- Ich nehme mir vor, dass

Schritt 8:
Ich esse weniger, aber regelmäßig!

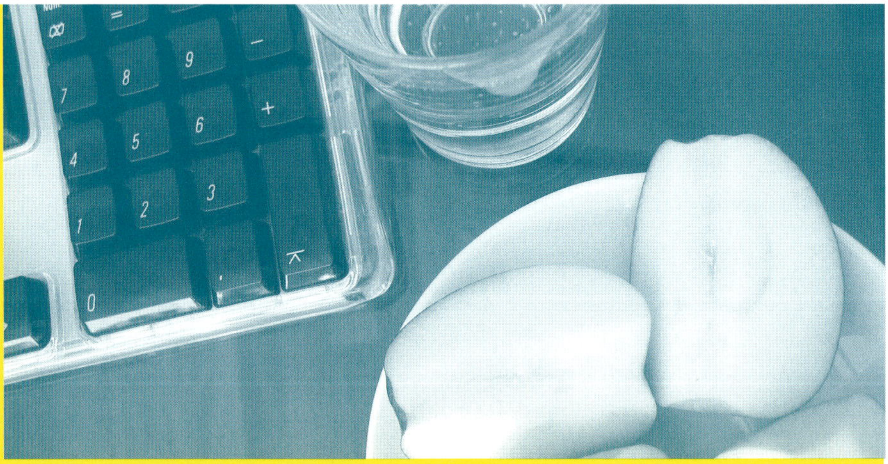

In diesem Kapitel stehen die Essensmengen im Mittelpunkt. Wie viel wir essen, hat viel mit Hunger und Sättigung zu tun. Sie erfahren, wie die Sättigung funktioniert, warum das Sattsein mit der Zusammenstellung des Speiseplanes zusammen hängt und warum es wichtig ist, regelmäßig zu essen.

Hunger oder Appetit?

Zum Abnehmen und Gewicht halten ist es wichtig, auf die inneren Signale zu hören. Wem dies gelingt, der isst dann, wenn er Hunger hat und hört auf, wenn er satt ist. Doch nur die wenigsten Erwachsenen verfügen noch über diesen natürlichen Regulationsmechanismus, der im Säuglingsalter noch funktioniert hat. Mit zunehmendem Alter bekommen äußere Einflüsse eine immer größere Bedeutung. In den Innenstädten übertreffen sich die Pizzabäcker, Dönerbuden und Crepes-Stände gegenseitig mit ihren verführerischen Düften, auf Jahrmärkten und in Vergnügungsparks reihen sich verlockende Essensstände aneinander wie auf einer Perlenschnur. Man isst hier und probiert dort, obwohl man eigentlich gar keinen Hunger hat. Es gibt einen Überfluss an äußeren Reizen, mit denen wir lernen müssen so umzugehen, dass wir nicht häufiger essen als wir es brauchen oder wirklich wollen – ein schmaler Grat zwischen Vernunft und Lust.

Hunger ist ein wichtiges inneres Signal des Körpers. Der Organismus signalisiert dem Bewusstsein, dass die letzte „Mahlzeit" verbraucht ist und dass in absehbarer Zeit wieder Nachschub nötig wäre. Hunger ist meistens ein allgemeines Verlangen nach Essen und nicht auf spezielle Lebensmittel bezogen. Für viele ist Hunger eine eher unangenehme, gelegentlich sogar schmerzhafte Empfindung, die sich bei manchen auch durch innere Unruhe und Konzentrationsschwäche, Kopfschmerzen oder sogar leichte Übelkeit bemerkbar macht. Wie und wo zeigt sich der Hunger bei Ihnen? Die meisten Menschen spüren Hunger in der Magengegend, von dort kommt auch das Magenknurren, wenn der Magen sich mangels Nahrung zusammenzieht und dadurch Magenflüssigkeit in den Dünndarm gedrückt wird. Menschen, die häufig Diäten gemacht und ihren Hunger „überhört" haben, spüren ihn oft gar nicht mehr.

Hunger ist Muss-Essen

Appetit ist ein lustvolles Verlangen, meistens sogar nach einem bestimmten Lebensmittel. Appetit entsteht meist durch äußere Reize, also wenn wir etwas sehen oder einen appetitlichen Geruch wahrnehmen (z. B. den Bratwurststand auf der Kirmes, die Dönerbude in der Stadt). Langeweile oder das Gefühl innerer Unzufriedenheit können die Anfälligkeit gegenüber solchen äußeren Reizen erhöhen. Während sich Hunger durch (fast) jedes Lebensmittel stillen lässt, braucht der Appetit meist genau das Lebensmittel, das im Sinn herumspukt. Der Appetit auf Schokolade lässt sich in der Regel nicht durch einen Apfel oder vermeintlich kalorienärmere Süßigkeiten befriedigen.

Appetit ist Lust-Essen

Heißhunger entsteht, wenn das Körpersignal Hunger über einen langen Zeitraum nicht beachtet wird. Manche Menschen verspüren dann auch eine leichte Übelkeit,

Heißhunger ist Gier-Essen

bekommen Kreislaufbeschwerden oder werden sogar zittrig. Der Körper benötigt dann so dringend Energie, dass man sich leicht verleiten lässt, im Übermaß zu essen. Insbesondere Menschen, die aufgrund häufiger Diäten und Hungerkuren ihren Hunger nicht mehr spüren, erleben solche Heißhungerattacken öfter. Ebenfalls Menschen, die sehr viel Süßes essen. Heißhungerattacken lassen sich am besten durch regelmäßige Mahlzeiten vermeiden. Wer oft zu Heißhungerattacken neigt, sollte seine Essgewohnheiten überprüfen und sich evtl. in einer Ernährungsberatungspraxis beraten lassen.

Check: Wie ich Hunger und Sättigung erlebe

- Wann hatte ich das letzte Mal Hunger?
- Wie unterscheide ich Hunger, Appetit und Heißhunger?
- Lasse ich mich leicht durch Außenreize verführen?
- Wann hatte ich das letzte Mal einen Heißhungeranfall? Wie häufig kommt das vor?

Übung: Wo spüre ich meinen Hunger? Wo spüre ich meine Sättigung?

Diese Übung dient dazu, dass Sie Ihre Körpersignale bewusster wahrnehmen und vielleicht wieder entdecken.

Aufgabe:

1. Führen Sie diese Übung möglichst nicht alleine, sondern mit einer Freundin oder einem Freund durch.

2. Essen Sie vor dieser Übung vier bis fünf Stunden gar nichts und warten Sie, bis Sie Hunger verspüren. Trinken Sie in dieser Zeit nur Wasser.
3. Die eigentliche Übung beginnt damit, dass Sie sich zunächst entspannen. Sorgen Sie dafür, dass Sie während der Übung (ca. eine Stunde) nicht gestört werden. Setzen oder legen Sie sich zum Entspannen möglichst bequem hin. Hören Sie dabei evtl. Entspannungsmusik. Konzentrieren Sie sich dann auf Ihren Körper und wandern Sie in Gedanken durch den ganzen Körper, schrittweise von den Füßen aufwärts bis hin zum Kopf.
4. Zeichnen Sie dann mit einem Stift in die Abbildung 1 (stilisierter Körper) ein, wo Sie Ihren Hunger verspüren. Beschreiben Sie das Gefühl mit Ihren Worten!
5. Denken Sie jetzt daran, etwas zu essen. Notieren Sie, auf was Sie hungrig sind und welche Lebensmittel Sie jetzt bei Hunger auswählen. Bereiten Sie sich eine Mahlzeit zu.
6. Essen Sie ganz langsam und kauen Sie ganz bewusst. Genießen Sie Bissen für Bissen und achten Sie ganz bewusst darauf, wann Sie die ersten Anzeichen der Sättigung spüren.
7. Zeichnen Sie mit einem Stift in die Abbildung 2 ein, wo Sie die Sättigung spüren. Beschreiben Sie, wie sich das anfühlt.
8. Spüren Sie den Grad Ihrer Sättigung. Beenden Sie die Mahlzeit je nach Ihren Wünschen.

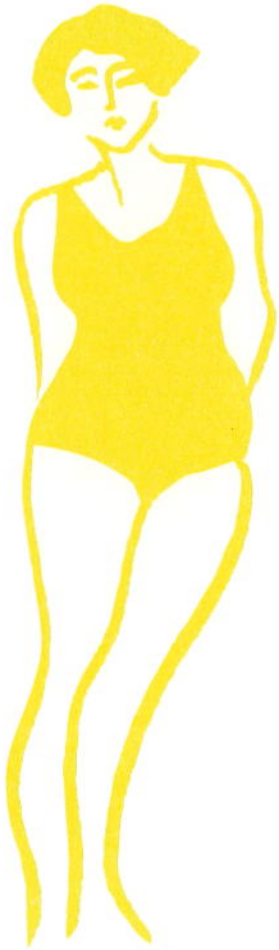

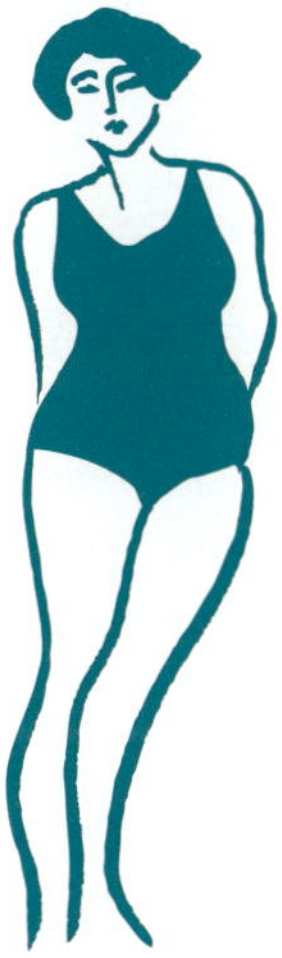

Anmerkung: Es gibt bei dieser Übung kein Richtig und kein Falsch. Hungerorte im Körper sind individuell unterschiedlich. Wichtig und spannend ist es, diese Orte mal bewusst zu spüren. Die Erfahrung zeigt, dass man nach dieser Übung bewusster mit seinen Körpersignalen umzugehen weiß.

! Wie Sie besser spüren, wann Sie satt sind!

- Trinken Sie etwa eine Viertelstunde vor jeder Mahlzeit ein Glas Wasser.
- Decken Sie den Tisch liebevoll. Eine gemütliche und entspannte Atmosphäre lädt zum Verweilen ein.
- Sorgen Sie dafür, dass Sie sich auf das Essen konzentrieren können und nicht abgelenkt werden!
- Essen Sie zu Beginn etwas, was gut gekaut werden muss, z. B. einen Salat. Wenn kein Salat vorrätig ist, dann tun es auch ein Apfel oder ein bis zwei Möhren.
- Nehmen Sie sich genügend Zeit zum Essen! Ziehen Sie die Mahlzeit durch nette Gespräche oder durch eine längere Pause zwischen Vor- und Hauptspeise in die Länge.
- Nehmen Sie kleine Bissen und kauen Sie gründlich – jeden Bissen etwa 10 mal! Spülen Sie die Bissen nicht mit Getränken hinunter!
- Essen Sie langsam und bewusst! Üben Sie das langsame Kauen und ausgiebige Schmecken.
- Nehmen Sie sich kleine Portionen! Legen Sie vor jedem Nachschlag eine kleine Pause ein!

Mäßig – aber regelmäßig

Regelmäßige Mahlzeiten sind eine wichtige Voraussetzung für die Gewichtsreduktion oder das Gewichthalten. Das mag für viele nicht unbedingt nach Abnehmen klingen, gehen sie doch immer noch davon aus, dass man umso schneller abnimmt je seltener und je weniger man isst.

Aus diesem Grund lassen viele morgens bereits das Frühstück aus. Oder sie schaffen es nicht, weil der Tag bereits mit Hektik beginnt. Auf dem Weg zur Arbeit besorgen sie sich schnell ein belegtes Brötchen oder ein süßes Gebäck für den Hunger zwischendurch. Das Mittagessen sparen sie wieder ein, weil sie ja nicht zunehmen wollen oder weil sie zu viel Arbeit haben. Im Laufe des Nachmittags überwältigt sie dann aber doch der Hunger. Ein paar Plätzchen zum Kaffee oder mal schnell zum Bäcker nebenan und (wieder) ein Stück Kuchen geholt. Nach Feierabend werden auf dem Heimweg schnell die Zutaten für das Abendessen besorgt. Aber bereits im Supermarkt macht sich der große Hunger bemerkbar, der Einkaufswagen ist plötzlich voller als geplant. Zu Hause angekommen reicht die Zeit nicht mehr, um ein Abendessen zuzubereiten. Beim Einräumen gibt's nur einen Happen für den Hunger vorab ... und plötzlich kann man sich nicht mehr bremsen.

In solchen Heißhungeranfällen werden lieblos und rasch mal so eben 1000 oder 1500 kcal aufgenommen, eigentlich die Menge, die fast für den ganzen Tag reichen könnte. Hinterher stellt sich meist das schlechte Gewissen ein. Vor lauter Frust wird dann auch vielleicht noch eine Tafel Schokolade verputzt (noch mal 500 kcal). Zur Beruhigung nimmt man sich vor, am nächsten Tag ganz besonders wenig zu essen. Und das Spiel geht wieder von vorne los ...

Regelmäßige Mahlzeiten helfen beim Abnehmen

Regelmäßige Mahlzeiten können vor solchen Situationen schützen. In einer über mehrere Jahre durchgeführten Studie wurde beobachtet, dass Personen, die mindestens vier Mahlzeiten pro Tag einnahmen, seltener übergewichtig wurden. Durch regelmäßige, über den Tag verteilte Mahlzeiten wird die Essmenge und damit die Kalorienaufnahme reduziert und der Insulinspiegel verläuft gleichmäßiger. Personen, die das Frühstück ausließen, waren in der Studie sogar viermal so häufig übergewichtig wie Personen, die regelmäßig frühstückten. Das Auslassen führte tagsüber zu einer höheren Energieaufnahme. Und wer auswärts frühstückte nahm etwa 100 kcal mehr auf als jemand, der zu Hause frühstückte.

Darum empfehlen wir Ihnen: Beginnen Sie den Tag noch zu Hause mit einem Frühstück. Essen Sie – wenn sich der Hunger meldet – zwei bis drei Stunden später ein kleines zweites Frühstück. Lassen Sie auch die Mittagsmahlzeit nicht aus. Falls Sie erst spät abends zum Abendessen kommen, so empfehlen wir auch nachmittags noch einmal eine kleine Zwischenmahlzeit. Wie solch ein Tagesplan aussehen kann, sehen Sie auf Seite 98.

Info: Hunger und Sättigung – wann wir zu essen anfangen und wann wir aufhören

Viele Menschen schaffen es, ihr Gewicht konstant zu halten, ohne dass sie permanent auf die Waage steigen und jeden Tag das Gleiche essen. Zugegeben, es werden immer weniger, denen dies problemlos gelingt, aber die Tatsache, dass es überhaupt möglich ist, zeigt, dass es natürliche Regulationsmechanismen gibt, wodurch die Nahrungsaufnahme dem jeweiligen Energieverbrauch angepasst wird. Diese Regulation beruht auf komplizierten biologischen Prozessen. Ein zentrales Organ hierfür ist der Hypothalamus, ein Bereich des Zwischenhirns. Die Konzentrationen verschiedener Substanzen im Blut (z. B. Blutzucker, Eiweißbausteine) signalisieren dem Hypothalamus, ob Nachschub benötigt wird oder ob die „Speicher" gefüllt sind. Er synthetisiert seinerseits Botenstoffe, die dem Bewusstsein melden, ob wir hungrig oder satt sind.

Hunger ist das ins Bewusstsein dringende physiologische Signal für „leere Energiespeicher". Wann und wie oft dieses Signal ausgelöst wird, hat nicht nur damit zu tun wie häufig, sondern auch was wir essen.

Bei der wissenschaftlichen Betrachtung der Frage, wie Sättigung funktioniert, wird zwischen den Begriffen Sättigung und Sattsein unterschieden. Sättigung ist der Prozess, der dazu führt, dass wir eine Mahlzeit beenden. Das Sattsein ist dagegen der länger oder kürzer anhaltende „satte" Zustand nach der letzten Mahlzeit.

Sattsein wird vor allem durch Hormone reguliert. Ein wichtiger Einflussfaktor ist dabei die Zusammensetzung der Nahrung, der Gehalt an Eiweiß, Kohlenhydraten und Fett. Kohlenhydrate – vor allem komplexe – sättigen schnell und Fett sorgt für ein länger anhaltendes Sattsein. Aber Eiweiß hat den stärksten Einfluss auf das langfristige Sattsein. Eiweißreiche Lebensmittel erleichtern es dem Körper, die Energiezufuhr an den tatsächlichen Bedarf anzupassen, weil Eiweiß wenig Kalorien liefert und auf hormoneller Ebene lange satt hält. Ein hoher Fettanteil erschwert die Anpassung, weil Fett viele Kalorien liefert, aber nur einen geringen Einfluss auf die hormonelle Regulation des Sattseins hat.

Die logische Konsequenz: Neben ballaststoffreichen spielen eiweißreiche und gleichzeitig fettarme Lebensmittel, wie fettarme Milchprodukte, mageres Fleisch und Fisch sowie Hülsenfrüchte bei einer Gewichtsabnahme eine große Rolle.

Achten Sie auch immer darauf, dass eine Mahlzeit sowohl Kohlenhydrat- als auch Eiweißträger enthält. Ergänzen Sie Kohlenhydrate in einer Mahlzeit (z. B. Nudeln, Brot) mit einem Eiweißträger (z. B. Fisch, Fleisch, Quark, Jogurt). Die ideale Zusammensetzung einer sättigenden Hauptmahlzeit besteht aus 2/3 Gemüse und Kohlenhydratträgern (viel Gemüse + wenig Kartoffeln, Reis oder Nudeln) plus 1/3 fettarme Eiweißträger (Fisch, Geflügel oder mageres Fleisch, Hülsenfrüchte, Quark, Käse).

Neben dem langfristigen Sattsein hat auch die kurzfristige **Sättigung** einen großen Einfluss auf das Körpergewicht. Häufig isst man einfach deshalb mehr als nötig wäre, weil man nicht rechtzeitig und deutlich genug spürt, wann man satt ist. Die Sättigung wird einerseits durch sensorische Eigenschaften der Nahrung (Geschmack, Geruch, Aussehen) und andererseits durch ihre Menge und ihr Gewicht beeinflusst.

Der Ballaststoffgehalt der Nahrung erfüllt eine wichtige Funktion für die Sättigung. Ballaststoffe liefern keine Kalorien, aber Füllmasse für Magen und Darm. Auch sie helfen, die Energiezufuhr dem tatsächlichen Bedarf anzupassen. Ballaststoffe sind in Gemüse, Hülsenfrüchten, Obst und Getreideprodukten aus Vollkorn (z. B. Vollkornbrot, Getreideflocken, Naturreis) enthalten.

Das Aroma eines Essens regt unsere Geschmack- und Geruchsknospen an und kann das Wohlbefinden steigern, vorausgesetzt die ausgeübten Reize behagen unseren Sinnen. Das Volumen und das Gewicht des Essens reizen die Nerven des Verdauungstraktes (vor allem Dehnungsreize im Magen). Da diese Nervenreize verarbeitet und an das Gehirn weitergeleitet werden müssen, benötigt dieser Prozess etwa 20 Minuten bis unser Bewusstsein registriert „Ich bin satt“. Schnellesser schießen mengenmäßig deshalb häufig übers Ziel hinaus, weil sie nicht rechtzeitig spüren, dass sie genug haben. Ablenkungen, wie Fernsehen oder Lesen beim Essen, stören ebenfalls die Wahrnehmung der Sinnes- und Nervenreize. Darum ist langsames und bewusstes Essen so wichtig für die Gewichtsabnahme.

Zusammengefasst: Ideal fürs Gewicht reduzieren bzw. halten sind: Langsames und bewusstes Essen sowie langes Sattsein durch eine ausgewogene Ernährung mit Kohlenhydraten, Eiweiß und Fetten im richtigen Verhältnis.

Tagesplan mit regelmäßigen Mahlzeiten (ca. 1500 kcal)

Mahlzeit	Beispiel 1	Beispiel 2
1. Frühstück (zu Hause) *ca. 200–300 kcal*	3 Esslöffel Müsli 1 Becher Jogurt 1 Stück Obst	1 Apfel 2 Scheiben Knäckebrot 2 TL Frischkäse oder 1 Scheibe Roastbeef oder Schinken
2. Frühstück (am Arbeitsplatz) **ca. 100 kcal**	1 Scheibe Vollkornbrot 2 EL Frühlingsquark 4–5 Cocktailtomaten oder 4–5 Paprika- o. Möhrenstreife	1 Glas Buttermilch 1 Scheibe Knäckebrot 4–5 Radieschen oder 4–5 Gurkenscheiben
Mittagessen *400–500 kcal*	**Mitgebrachtes:** 2 Scheiben Vollkornbrot 1 TL Margarine/Butter 1 Scheibe Käse 1 Scheibe Schinken, Paprika-, Möhren-, Kohlrabistreifen 1 Glas Buttermilch oder 1 Becher Jogurt	**Kantine:** 1 große Portion Salat oder Gemüse 2 Kartoffeln 1 kleines Stück Fisch oder Fleisch 1 Stück Obst
Nachmittag *ca. 100 kcal*	1 Stück Obst	1 Gemüseteller oder 2 Vollkornkekse
Abendessen *ca. 400–500 kcal*	1 kleiner Salatteller 35 g Nudeln (Rohgewicht) 150 g Tomatensoße 1 paar Käsewürfel zum Dessert	1 Portion gemischter Salat mit 1 EL Essig-Öl-Dressing 1 Scheibe Vollkornbrot 1 Teelöffel Margarine/Butter 1 Scheibe Schinken
Abends *ca. 50 kcal*	100 ml Wein oder 25 g Salzstangen	½ Riegel Schokolade
Getränke	2–3 Tassen Kaffee oder Tee, 1 l Wasser, 1 Glas Fruchtsaft, (ca. 100 kcal), Kräuter- oder Früchtetee	2–3 Tassen Kaffee oder Tee, 1 l Wasser, 1 Glas Fruchtsaft, (ca. 100 kcal), Kräuter- oder Früchtetee

Mahlzeit	Beispiel 3
1. Frühstück (zu Hause) *ca. 200–300 kcal*	1 Scheibe Vollkornbrot 1 TL Butter 1 gekochtes Ei oder Rührei mit Kräutern 1 Tomate
2. Frühstück (am Arbeitsplatz) ca. 100 kcal	1 Stück Obst 1 Becher Natur-Jogurt
Mittagessen *400–500 kcal*	**Kantine:** 1 bunter Salatteller mit 1 EL Essig-Öl-Dressing 1 Vollkornbrötchen 1 Jogurt oder Früchtequark
Nachmittag *ca. 100 kcal*	1 EL ungesalzene Nüsse
Abendessen *ca. 400–500 kcal*	1 große Portion Gemüse 2–3 Kartoffeln oder 1 Portion Reis 1 kleines Stück Fleisch oder Fisch
Abends *ca. 50 kcal*	1 Stück Obst
	2–3 Tassen Kaffee oder Tee, 1 l Wasser, 1 Glas Fruchtsaft, (ca. 100 kcal), Kräuter- oder Früchtetee

Achtung: Portionsgrößen

In der Schnellgastronomie und im Lebensmittelhandel gibt es seit einigen Jahren den Trend, dass die Portionen und Packungen immer größer werden. Verbraucher auf der Jagd nach Schnäppchen kaufen dann zwei Burger statt einen, fünf Hähnchenschenkel statt vier oder Schokoriegel im Doppelpack. In einer Marktanalyse in Dänemark wurde kürzlich beispielsweise festgestellt, dass Schokoriegel in den letzten zehn Jahren um die Hälfte vergrößert wurden (also z. B. 75 g statt 50 g), bei Eiskrem betrug der Mengenzuwachs ein Drittel. Die Größe der Kartoffelchipstüten hat sich in Dänemark seit 1959 sogar verdreifacht! Ein Beispiel aus Deutschland sind Gummibärchen. Enthielt eine normale Tüte vor 30 Jahren noch 75 g, so sind es heute 250 g!
In Fast-Food-Restaurants stieg der Energiegehalt eines durchschnittlichen Menüs in den letzten Jahren von 984 kcal auf 1258 kcal. Zwar werden auch noch kleinere Mahlzeiten angeboten, doch der „Schnäppchen- bzw. Häppchenjäger" bevorzugt größere Menüs, weil sie kräftig beworben werden und man auch mehr fürs Geld bekommt.

Die Kehrseite von Fast-Food-Schnäppchen

Diese Veränderungen vollziehen sich für die Verbraucher fast unmerklich, weil sie schleichend vor sich gehen. So wurde die Gummibärchentüte nicht auf einmal von 75 auf 250 g vergrößert, sondern schrittweise über 100 g, 125 g ... Wer zu unbewusstem Essen neigt und immer brav seinen Teller leer isst, heimst so natürlich noch leichter mehr und mehr Kalorien ein.

Der Ausweg aus dem Dilemma: „Weniger ist mehr!" – Ignorieren Sie Schnäppchen, wenn es ums Essen geht, denn langfristig kann es Sie teuer zu stehen kommen. Achten Sie beim Einkauf auf die Packungsgrößen, kaufen Sie bei Süßigkeiten, Snacks, Fertiggerichten und Desserts die kleinsten Portionen. Beim Essen in Schnellrestaurants sollte eine kleine Portion gewählt werden, lassen Sie die Finger von „large", „mega" oder gar „supersize". Gewöhnen Sie sich an, Reste auf dem Teller und in der Tüte zu lassen, wenn Sie satt sind oder es Ihnen nicht (mehr) schmeckt.

! Tipps für Eilige

- **Frühstück:** Bereiten Sie Ihr Frühstück am Abend vorher vor. Decken Sie schon den Tisch. Bereiten Sie die Pausenbrote vor und verwahren Sie sie fertig verpackt im Kühlschrank. Legen Sie alles bereit, was Sie am Morgen brauchen.
- **Salat für die Mittagspause:** Falls Sie abends einen Salat zubereiten, dann verarbeiten Sie gleich die doppelte Menge und verwahren einen Teil für den nächsten Tag im Kühlschrank. Verpacken Sie Salat und Dressing getrennt und am besten luftdicht in Kunststoffdosen. Am nächsten Tag können Sie beides mit zur Arbeit nehmen und direkt vor dem Verzehr mischen. So bleibt der Salat schön knackig.

Wie Sie es schaffen, Heißhungeranfällen vorzubeugen

- **Gehen Sie möglichst nicht ohne Frühstück aus dem Haus!**
  Stehen Sie morgens etwas früher auf und nehmen Sie sich Zeit für ein Frühstück. Wenn Sie angenehm gesättigt aus dem Haus gehen, dann ist die Versuchung, tagsüber zu naschen, viel kleiner. Falls Sie wirklich keinen „Bissen runter kriegen", dann nehmen Sie sich wenigstens Zeit für eine Tasse Kaffee oder Tee. Ein Milchshake mit frischen Früchten macht Morgenmuffel auch munter.
- **Sorgen Sie vor!**
  Nehmen Sie etwas Herzhaftes für den kleinen Hunger zwischendurch mit, bevor Sie aus dem Haus gehen.
- **Essen Sie in regelmäßigen Abständen!**
  Am besten sind drei Hauptmahlzeiten und dazwischen im Abstand von 2 bis 3 Stunden jeweils eine kleine Zwischenmahlzeit.
- **Trinken Sie regelmäßig ein Glas Wasser!**
  Getränke dämpfen den Appetit, und falsch interpretierter Durst verleitet manchmal zum Essen.

Zusammenfassung

In diesem Abschnitt ging es darum, warum regelmäßige Mahlzeiten wichtig für das Abnehmen sind. Welch Anregungen waren wichtig für Sie? Und was nehmen Sie sich in Zukunft vor?

- Wichtig war für mich, dass

____

____

- Ich nehme mir vor, dass

____

____

Schritt 9: Ich genieße mein Essen!

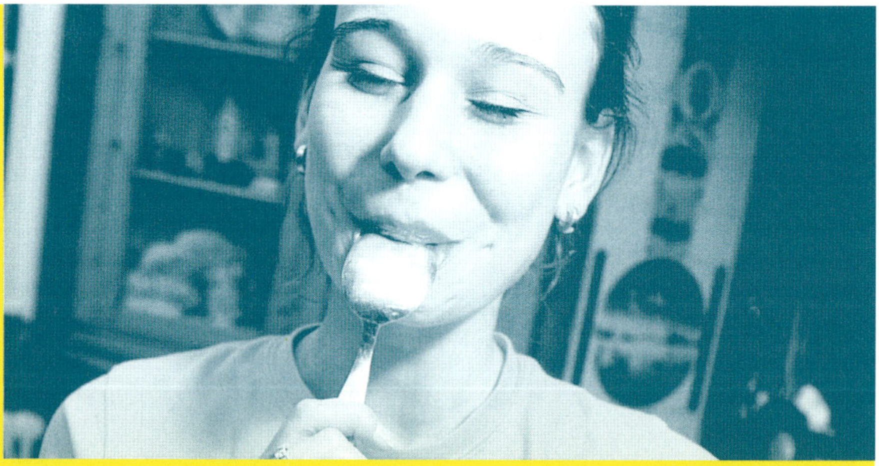

Das Essen ist – wie das Schlafen – ein lebensnotwendiges Grundbedürfnis des Menschen. Essen kann eine Quelle des Genusses und der Lebensfreude sein, genussvolles Essen trägt erheblich zur Lebensqualität bei. Das Riesenangebot an Essbarem – überall und jederzeit greifbar – macht das Essenkönnen immer möglich, das Genießen aber nicht unbedingt leichter. In diesem Abschnitt lesen Sie, warum es sich lohnt, das Essen bewusst zu genießen.

Genuss und Wohlbefinden

Essen genießen – ein Gedanke, der für viele, die mit ihrem Gewicht unzufrieden sind, suspekt ist. Sie werden nach einem guten Essen oftmals von einem schlechten Gewissen geplagt, und wenn die Waage danach wieder mehr anzeigt, dann sind sie eher frustriert. In einer kürzlich an einigen Universitäten in den USA durchgeführten Studie sagte jede zehnte befragte Studentin, sie würde sich schämen, wenn sie eine Tafel Schokolade kaufen würde. Jede dritte meinte sogar, dass sie eine sichere und preiswerte Nahrungspille, die alle erforderlichen Nährstoffe enthalte, dem Essen vorziehen würde. Auch wenn diese Zahlen sicher nicht repräsentiv für die Gesamtbevölkerung sind, so zeigen sie doch, dass der sinnliche Genuss und die Freude am Essen verloren gehen können, wenn allzu sehr auf die Figur, auf Kalorien und Fettgehalt geachtet wird.

Dabei ist Essen in höchstem Maße Genuss und Fürsorge für sich selbst. Allerdings nicht mehr in dem Sinne, wie es aus früheren Notzeiten dem Menschen noch in den Knochen zu stecken scheint: Mehr Essen gleich mehr Wohlbefinden. Heute ist bei uns eher das Gegenteil angesagt: Weniger ist oft mehr! Es gilt herauszufinden, was wirklich gut tut. Das ist eher nicht das, was nur kurzfristig und strohfeuerartig Lust und Befriedigung verschafft, sondern das, was gleichzeitig gut tut und nachhaltig gut bekömmlich ist, also was auch langfristig keine unerwünschten „Nebenwirkungen" produziert. Für das Essen und das Wohlbefinden gilt dieses Prinzip in ganz besonderem Maße.

Genüsse voll auskosten

Der Genuss beim Essen und Trinken kann über das „eigentliche Ereignis" hinaus ausgedehnt werden: Im Vorhinein zu überlegen und zu spüren, was Leib und Seele gut täte, eine Entscheidung zwischen verschiedenen Alternativen treffen, die Vorbereitung und nicht zuletzt auch die Vorfreude auf den Genuss selbst. Ein Genießer pflegt den Umgang mit dem Genussobjekt, wählt aus, probiert und verfeinert das Genusserlebnis. Und wenn der Genuss selbst vorbei ist, bleibt „im Nachklang" eine angenehme Erinnerung daran zurück. Damit der Gaumenkitzel gewahrt bleibt, gehört auch eine gewisse Enthaltsamkeit dazu. Erdbeeren und Weihnachtsplätzchen sind kein großartiger Genuss mehr, wenn sie das ganze Jahr zur Verfügung stehen. Darum hängt auch das Essen entsprechend der Jahreszeit mit Genuss zusammen.

Wer Essen richtig genießen kann, isst nicht automatisch weniger, aber es ist eine wichtige Voraussetzung für die innere Zufriedenheit nach dem Essen und das Wohlbefinden, was wiederum davor schützt, sich den Bauch einfach nur voll zu schlagen. Für das Wohlbefinden ist nicht die Größe der Portion entscheidend, sondern die Summe der Sinneserlebnisse: der Anblick des gedeckten Tisches, der Geruch der Zutaten und die Geschmackserlebnisse.

Genießen können scheint gar nicht so einfach zu sein. Knapp die Hälfte der Deutschen wünscht sich besser genießen zu können, behauptet der Genussforscher Reinhold Bergler. Im Vergleich zu Franzosen und Italienern empfinden die Deutschen bei sich einen Mangel an Genussfähigkeit. Dieser ist laut Bergler auf den Einfluss der Puritaner zurückzuführen, bei denen Genießen als Sünde gilt. Aus diesem Grund müsste Manche/r das Genießen eigentlich erst (wieder) erlernen.

Check: Was Essen für mich zu einem Genuss macht

Genießen bedeutet für mich	wichtig	unwichtig
viel Zeit haben	☐	☐
keine Störung oder Ablenkung erleben	☐	☐
eine romantische Atmosphäre	☐	☐
bekocht werden	☐	☐
selbst in Ruhe für andere kochen	☐	☐
mit anderen gemeinsam genießen	☐	☐
gute Gespräche	☐	☐
weniger ist mehr (angenehme Sättigung, kein Völlegefühl)	☐	☐
etwas Besonderes, Seltenes, Einmaliges erleben	☐	☐
etwas Geschmackvolles, das mir den Tag verschönern kann	☐	☐
Wiederholung eines bekannten Genusses	☐	☐
ein Gefühl des Einklangs mit mir und der Welt	☐	☐
mich lustvoll mit allen Sinnen in die Situation hineinbegeben	☐	☐
liebevoll mit Menschen und Lebensmitteln umgehen	☐	☐
	☐	☐

Auswertung:
Was ist für Sie wichtig? Welchen Facetten zur Steigerung Ihres persönlichen Genusserlebens könnten Sie sich in Zukunft häufiger und ausgiebiger widmen?

Essen mit allen Sinnen genießen – praktisch umgesetzt

- **Tolles Ambiente!**
  Schon der Anblick des Esstisches kann gute Laune machen. Bringen Sie Farbe auf den Tisch, z. B. durch eine schöne Tischdecke oder Sets, ein schönes Geschirr, einen Blumenstrauß, Kerzen. Mit einer harmonischen Musik wird das Ambiente abgerundet.

- **Das sieht ja lecker aus!**
  Lassen Sie auch die Augen Appetit bekommen und mitessen. Achten Sie auf Farbspiele. Ein bunter Salat mit grünen Salatblättern, roten Tomaten und gelbem Mais spricht mehr an als ein grüner Einheitssalat. Reis wird verschönert durch buntes Gemüse und Kartoffeln durch frische grüne Kräuter.

- **Hmm, das riecht ja verführerisch!**
  Die Nase braucht Duftreize! Ein frisch gekochtes Essen mit frischen Gewürzen und Kräutern ist ein Schnuppergenuss.

- **Darf ich mal probieren?**
  Die Zunge braucht verschiedene Geschmacksreize! Achten Sie auf Abwechslung bei den Gewürzen. Mit einem Hauch Muskat an grünen Bohnen, ein paar Scheiben frischem Ingwer zum Reis oder ein paar Tropfen Essig zum Paprikagemüse verwöhnen Sie Ihre Zunge. Verwenden Sie aber nicht zu viele unterschiedliche Geschmacksnoten in einem Gericht! Das verwirrt die Geschmacksknospen! Achten Sie auch auf die Konsistenz: Gemüse und Nudeln sollten al dente sein (mit Biss).

- **Genuss schenkt schöne Stunden.**
  Nehmen Sie sich Zeit, zelebrieren Sie das Essen, kosten Sie einzelne Bissen aus. Dehnen Sie den Genuss auf die Vorbereitung aus: Gestalten Sie sich die Zubereitung lustvoll: gemeinsam mit anderen, Unterhaltung durch Musik, eigenen Gedanken beim Tun nachhängen können... Noch weitergreifend können Sie den Genuss bereits beim Einkauf starten, z. B. beim Gang über den Wochenmarkt, Pause bei einem Kaffee, Verabredung mit Freunden.

Partys, Feste – Genuss ohne Reue

Auch wer abnehmen will, braucht Einladungen zu Partys, Festen oder Gala-Diners nicht zu scheuen. Im Gegenteil: Wer Feste genießen kann, verbessert seine Laune. Und wer gut gelaunt ist, nimmt besser ab ... Mit ein paar Tricks lässt sich der Festschmaus ausgleichen. Essen Sie an den Tagen vor und nach dem Fest etwas Leichtes, z. B. einen Salatteller, Kartoffeln mit Kräuterquark, Gemüsesuppe. Essen Sie am „Morgen danach" erst dann, wenn Sie wieder Hunger verspüren. Eine große Portion frisches Obst mit oder ohne Jogurt wäre dann genau richtig. Kompensieren Sie das Festessen an den Tagen danach durch mehr Bewegung, z. B. mit einem extralangen Spaziergang oder einer Fahrradtour.

Mit Versuchungen umgehen können

Versuchen Sie, das Festessen selbst fettbewusst und mit viel Gemüse und Obst zu gestalten. Gehen Sie sparsam mit alkoholischen Getränken um. Üben Sie dabei auch gelegentlich das Nein-Sagen, wenn Sie meinen, Sie hätten genug. Folgende Tipps helfen, sich selbst zwischen Versuchungen und Aufpassen nicht zu sehr ins Gehege zu kommen:

- **Beim Büffet:** Bedienen Sie sich zuerst reichlich von den Rohkostsalaten. Füllen Sie sich nur kleine Teller und lassen Sie sich viel Zeit beim Essen und zwischen den Gängen. Konzentrieren Sie sich auf das für Sie Allerleckerste. Wählen Sie zum Nachtisch Käse und/oder frisches Obst.
- **Beim Gala-Diner oder Festmenü:** Essen Sie sehr langsam und bewusst. Nehmen Sie sich reichlich vom Gemüse. Lassen Sie vom Fleisch oder von den Beilagen etwas auf dem Teller. Achten Sie auf Ihren Alkoholkonsum! Trinken Sie Ihr Weinglas nicht leer, sondern halten Sie einen guten Rest drin.
- **Im Restaurant:** Essen Sie als Vorspeise einen gemischten Salat oder eine Gemüsesuppe (z. B. Tomatensuppe oder Minestrone, aber keine Cremesuppe). Wählen Sie möglichst fettarme Gerichte, z. B. Fisch mit Reis, Pasta mit Gemüse. Wählen Sie zum Dessert Käse und Früchte statt Cremespeisen. Trinken Sie viel Wasser und wenig Alkohol.

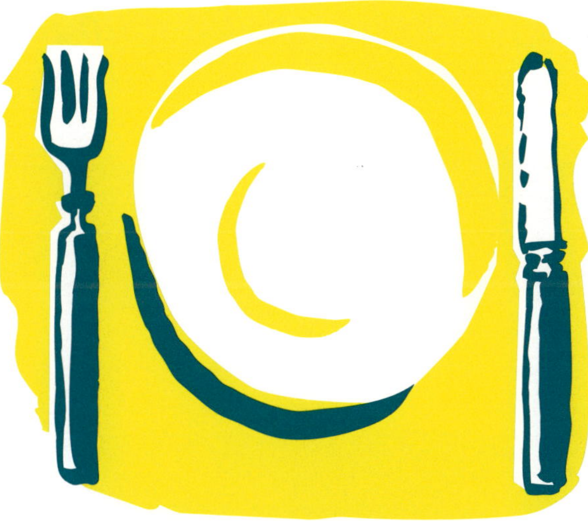

Zusammenfassung

In diesem Kapitel ging es darum, dass Genießen können auch wichtig für das Abnehmen ist. Welche Anregungen waren wichtig für Sie? Und was nehmen Sie sich in Zukunft vor?

- Wichtig war für mich, dass

- Ich nehme mir vor, dass

Schritt 10: Ich sorge für mehr Entspannung!

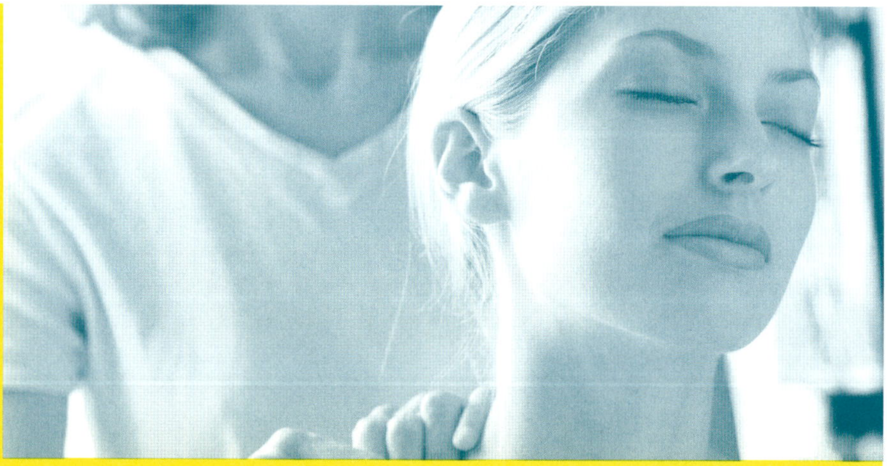

Stress, Anspannung, Unzufriedenheit können ein ungünstiges Essverhalten fördern. In diesem Kapitel geht es um Möglichkeiten, wie man diesen „Schieflagen" kalorienneutral begegnen kann.

Sich entspannen kann man lernen

Gehören Sie auch zu denen, die abends nach einem langen, stressigen Arbeitstag eine große Portion Nudeln oder andere Köstlichkeiten brauchen, damit Sie sich entspannen können? Können Sie den Feierabend besser genießen, wenn es im Bauch ein bisschen spannt und drückt? Essen zum Spannungsabbau hilft zwar kurzfristig, führt aber langfristig am Ziel vorbei. Denn die so angefutterten Pfunde erhöhen wiederum den Stresspegel. Dauerhafter Stress führt zu einem Anstieg von Stresshormonen im Blut. Diese wiederum können Übergewicht fördern und den Abbau von Körperfett hemmen. Darum ist es zum Abnehmen wichtig, den Stress und die Stresshormone abzubauen. Jede/r braucht Entspannung nach einem stressreichen Arbeitstag. Viele holen sie sich beim Fernsehen. Doch hierbei handelt es sich nicht um echte Entspannung, denn das Gehirn ist bei der Verarbeitung der Bilder und Informationen weiter hoch aktiv. Häufig werden dabei unmerklich noch zusätzliche Stresshormone aufgebaut, z. B. durch Kriegsszenen, Horrorfilme. Hinzu kommt, dass durch die Werbung sogar noch Essgelüste geweckt werden, und das nicht gerade auf kalorienarmes Gemüse und Obst.

Check: Meine Entspannungs-Bilanz

1. An wie vielen Tagen in der Woche fühle ich mich angespannt?

2. An wie vielen Tagen in der Woche sorge ich bewusst für Entspannung?

3. Auf welche Weise entspanne ich mich?

4. Was fördert bei mir Entspannung und was spannt mich an?

Die beste Alternative zum Abschalten und zum Abbau von Stresshormonen ist Bewegung. Ein kurzer schneller Spaziergang am frühen Abend ist – wie Psychologen herausgefunden haben – ein ausgezeichneter Stimmungsaufheller, und das auch bzw. gerade wenn man sich müde und erschöpft fühlt. Der Kreislauf kommt in Schwung und die Spannungen und die Müdigkeit verschwinden. Regelmäßiger Ausdauersport ist ebenfalls bestens als Stresskiller geeignet, z. B. Joggen oder Walken (mehr dazu,

→ Schritt 3, S. 40ff.). Viele stark geforderte Politiker und Manager praktizieren dies, um gesund und leistungsfähig zu bleiben.

Aktive Entspannung vermeidet Stress-Essen

Eine weitere Möglichkeit zum Stressabbau ist aktive Entspannung, wie z. B. Autogenes Training, Yoga oder die sogenannte Progressive Muskelentspannung nach Jacobsen. Solche Entspannungsmethoden kann man in kurzer Zeit erlernen. Wer dies tut, erlebt bewusster, wie der Körper sich im völlig entspannten Zustand anfühlt. Man lernt, sich selbst zu beobachten, trainiert das Körperbewusstsein und spürt besser, wo und wann Spannungen sich verfestigen. Regelmäßig ausgeübte Entspannungsmethoden führen zu einer ausgeglichenen Grundstimmung, einer höheren Gelassenheit und können regulierend auf Bluthochdruck wirken. Der Schlaf und die Konzentrationsfähigkeit können dadurch verbessert und Ängste und Sorgen abgebaut werden. Die Gewichtsabnahme wird positiv beeinflusst, weil Stresshormone und Stress-Essen reduziert werden.

In der folgenden Tabelle haben wir einige Entspannungsmethoden aufgelistet und kurz skizziert. Sie werden von Volkshochschulen, Familienbildungsstätten, Krankengymnastikpraxen sowie niedergelassenen Entspannungstrainern angeboten.

Entspannungsmethoden

Entspannungsmethode	Charakteristika
Atem-Entspannung	durch Konzentration auf die Atmung lernt man, sich zu entspannen
Autogenes Training	eine Art Selbsthypnose, die zur Tiefenentspannung führen kann
Feldenkrais	fördert über achtsam wahrgenommene Bewegungsabläufe die Entspannung
Progressive Muskelentspannung nach Jacobsen	eine mentale Reise durch den Körper, wobei alle Körperteile nacheinander angespannt und entspannt werden
Tai Chi und Qigong	mit langsam durchgeführten Bewegungen kommt der Geist zur Ruhe; basierend auf einer alten chinesischen Philosophie
Yoga	langsam durchgeführte Bewegungen, die die Gelenkigkeit verbessern und den Geist zur Ruhe bringen

Essen als Ersatz

Essen kann nicht nur zum Stressabbau, sondern auch als Ersatzhandlung für Widrigkeiten dienen. Wer kennt sie nicht: Die Keksdose, in die man aus Langeweile oder momentanem Frust greift – oder die „Trostschokolade“, die bei Ärger und Enttäuschungen herhalten muss. Der primäre Grund des Essens, nämlich die Versorgung des Körpers mit Nährstoffen zu versorgen, ist zweitrangig geworden, das Essen dient in erster Linie dazu, die Seele zu füttern.

Die Seele füttern

Wenn Sie auch zu solchen „chronischen Ersatzhandlungen“ neigen, dann empfehlen wir Ihnen, einmal inne zu halten und Ihr Verhalten zu überdenken. Überlegen Sie, warum Sie essen und warum Sie gerade das essen, was Sie essen. Hierbei kann Ihnen ein Essverhaltensprotokoll (siehe unten) helfen.

Wenn das Essen Ihnen hilft, unangenehme Gefühle zu verdrängen, dann versuchen Sie, sich die Ursachen bewusst zu machen und diese „abzuschalten“. Und sollte dies nicht sofort möglich sein, überlegen Sie andere „Ersatzhandlungen“, um nicht ständig mit Essbarem Seelisches mit „runterzuschlucken“ und zusätzlich verdauen zu müssen. Sprechen Sie mit einer Vertrauensperson oder ggf. einer/m Ernährungsberater/in über Ihre Gedanken und Ihre Probleme.

Check: Mein Essverhalten

Uhrzeit	Was esse und trinke ich?	Warum esse ich?	Wie fühle ich mich nach dem Essen?

Check: Was mir eine Belohnung ist ...

Womit können Sie sich eine Freude machen, wenn Sie Trost oder eine Belohnung brauchen? Die folgende kleine Liste mit kalorienfreien Belohnungen soll Ihre Phantasie anregen: ein Blumenstrauß, eine neue CD, ein Buch, ein Besuch bei der Kosmetikerin, ein Besuch beim Friseur (neue Haarfarbe?), ein Tag im Wellnessbad, ein Tagesausflug mit Ihrem Partner, ein Wanderwochenende mit der besten Freundin, eine neue Pflanze für die Wohnung oder den Garten, ein Saunabesuch, ein Museums-, Konzert- oder Theaterbesuch, ein neues Kleidungsstück, Kino, Oper, Sportplatz ...

Schreiben Sie sich eine Liste, womit Sie sich eine Freude machen könnten, damit Sie im Bedarfsfall darauf zurückgreifen können:

Ich freue mich über:

Wege aus der Unzufriedenheit

Unzufriedenheit mit der eigenen Lebenssituation kann ebenfalls ein Grund für unterschwelligen Stress sein. Gerade Übergewichtige befinden sich häufig in einem Teufelskreis: Sie essen, weil sie unzufrieden sind und sind unzufrieden, weil sie zu viel essen. Manche Übergewichtige neigen dazu, ihr Leben auf spätere Zeiten zu verschieben. Sie denken, alle ihre Probleme wären gelöst, wenn sie erst schlank wären.

Sie sind der Meinung, erst dann glücklich sein zu können, wenn sie ihre Traumfigur haben. Doch das ist ein Trugschluss: der Ehemann wird nicht automatisch liebevoller, wenn frau schlank ist und der Chef wird auch dann nicht netter.

Wenn Sie auch solche Vorstellungen haben, überlegen Sie, was Sie tun könnten, damit Sie mit sich und Ihrem Leben zufriedener wären. Und was wirklich anders wäre, wenn Sie morgens aufwachten und schlank wären. Und womit Sie gleich anfangen könnten, damit für Sie positive Veränderungen bereits jetzt eintreten können, und nicht erst, wenn Sie schlank sind?

Wenn Sie stark unter Ihrem Dicksein leiden und sich damit allein (gelassen) fühlen, dann empfehlen wir Ihnen, sich professionell helfen zu lassen. Auch wenn Sie nur noch ans Essen denken, oft mutlos und traurig sind oder bei sich süchtiges Verhalten vermuten. Wenn eine Ernährungsberatung oder ein Abnehmtraining allein nicht helfen, kann eine Psychotherapie eine weitere Unterstützung sein. Die meisten Krankenkassen bezuschussen sowohl Abnehmtrainings und individuelle Ernährungsberatungen als auch eine Psychotherapie.

Zusammenfassung

In diesem Kapitel ging es darum, warum Entspannung und Abbau von Unzufriedenheit wichtig für das Abnehmen sind. Welche Anregungen waren wichtig für Sie? Und was nehmen Sie sich in Zukunft vor?

- Wichtig war für mich, dass

- Ich nehme mir vor, dass

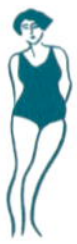

Unser Ernährungsprogramm kompakt

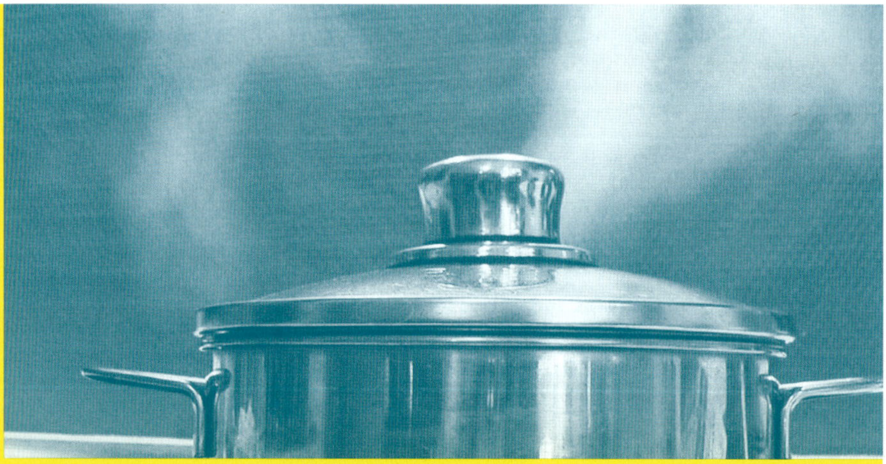

Wer die unterschiedlichen Schritte in diesem Ratgeber bisher aufmerksam mitgegangen ist, hat schon viel über die gesunde Ernährung und die Zusammenstellung eines gewichtsfreundlichen Speiseplanes erfahren. In diesem Kapitel werden alle grundsätzlichen Informationen zur Ernährung noch einmal gebündelt und in Basisempfehlungen für die tägliche Lebensmittelauswahl umgesetzt. Diese münden in ausgewogenen Tagesplänen für unterschiedliche Kalorienmengen, sowohl mit Fleisch als auch in vegetarischer Ausrichtung.

Welche Ernährung ist empfehlenswert?

Der Mensch ist darauf angewiesen, bestimmte Nährstoffe mit der Nahrung aufzunehmen. An erster Stelle steht das **Wasser**, das als Transportmittel für die Nährstoffe und „Abfallprodukte" oder besser: Stoffwechselendprodukte dient. **Eiweiße**, auch Proteine genannt, liefern Bausteine für Muskeln, Organe, Blutzellen sowie Boten- und Reglerstoffe (Hormone und Enzyme). **Fette** und **Kohlenhydrate** werden in erster Linie als Energielieferanten benötigt, bestimmte Fette liefern aber auch lebensnotwendige Fettsäuren, die als Ausgangssubstanzen für Botenstoffe dienen. **Vitamine** sind Verbindungen, die zur Ausübung und Aufrechterhaltung der Stoffwechselfunktionen benötigt werden. Fehlt auch nur eines der 13 lebensnotwendigen Vitamine, sind Mangelerscheinungen vorprogrammiert. So ist beispielsweise bei einem Mangel an Vitamin A die Sehfunktion gestört, bei einem Mangel an Vitamin C kann kein Bindegewebe aufgebaut werden (die Zähne fallen aus) und ein Mangel an B-Vitaminen zeigt sich in einer Störung der Blutbildung. **Mineralstoffe** werden ebenfalls für die Blutbildung benötigt (Eisen), aber auch für den Aufbau der Knochen und Zähne (u. a. Calcium) und für die Funktion von Muskeln und Nerven (u. a. Magnesium, Kalium). Nur wenn der Körper alle Nährstoffe in ausreichender Menge und im richtigen Verhältnis erhält, können alle Körperfunktionen aufrecht erhalten werden.

Abwechslungsreich und ausgewogen essen

Dies wird am besten gewährleistet, wenn man sich abwechslungsreich ernährt. Denn jede einseitige Ernährung birgt die Gefahr, dass bestimmte Nährstoffe im Überfluss und andere im Mangel zugeführt werden. Ein Modell für eine abwechslungsreiche und in sich ausgewogene Ernährung ist die Ernährungspyramide (→ S. 116). Sie zeigt alle nötigen Lebensmittelgruppen in den angemessenen Mengenverhältnissen.

Unsere Ernährungspyramide

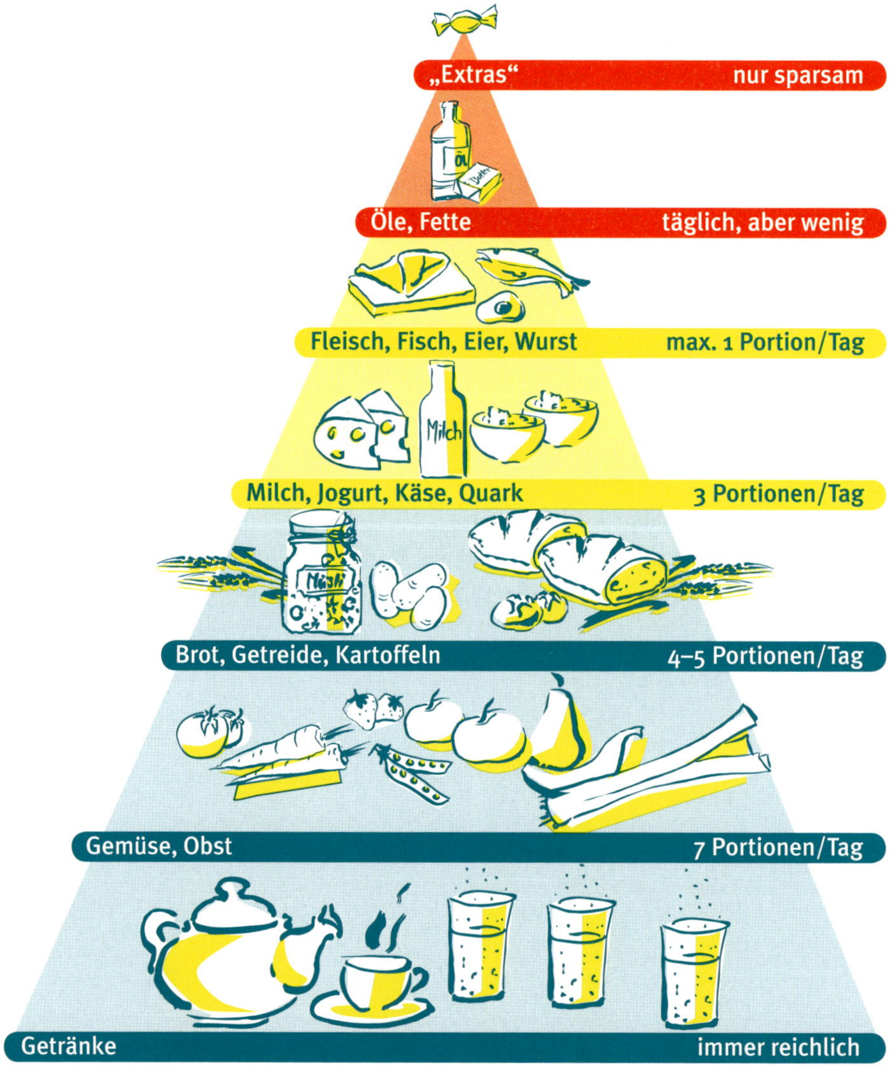
„Extras“
nur sparsam
Öl
Butter
Öle, Fette
täglich, aber wenig
Fleisch, Fisch, Eier, Wurst
max. 1 Portion/Tag
Milch
Milch, Jogurt, Käse, Quark
3 Portionen/Tag
Müsli
Brot, Getreide, Kartoffeln
4–5 Portionen/Tag
Gemüse, Obst
7 Portionen/Tag
Getränke
immer reichlich

Die Basis der Pyramide bilden die **Getränke**, die mit 1,5 bis 2 Litern pro Tag mengenmäßig und von ihrer existenziellen Bedeutung her am wichtigsten sind. Eine ausreichende Flüssigkeitszufuhr ist sogar mit Null Kalorien möglich. Neben Wasser liefern Getränke dem Körper vor allem Mineralstoffe. Empfehlenswert sind Trink- und Mineralwasser, ungesüßte Kräuter- und Früchtetees und gelegentlich Fruchtsaftschorlen. Mehr zum Trinken und zu Getränken, → S. 30ff.

Über den Getränken rangieren **Gemüse und Obst.** Beide Gruppen spielen bei der Gewichtsreduktion eine wichtige Rolle, weil sie sehr wenig Energie, aber sehr viele wichtige Inhaltsstoffe liefern.

Zum **Gemüse** zählen u. a. Möhren, Tomaten, Paprika, Lauch, Salate und Kohlgemüse. Mindestens ein Pfund oder fünf Portionen sollten davon pro Tag auf dem Speiseplan stehen. Eine Portion entspricht ca. 100 g, also z. B. eine Möhre, eine Tomate, Gemüsepaprika oder ein kleines Schälchen Salat. Gemüsefans dürfen die „Dosis" ruhig erhöhen, wenn es fettarm zubereitet wird. Je mehr Gemüse Sie essen, desto leichter fällt das Abnehmen, weil Gemüse ein kalorienarmer und ballaststoffreicher Sattmacher ist.

Auch **Hülsenfrüchte** (Erbsen, Linsen, Bohnen) zählen im weitesten Sinne zum Gemüse. Sie sind zum Abnehmen besonders gut geeignet, weil sie eine günstige Wirkung auf den Blutzuckerspiegel (niedriger glykämischer Index, → S. 82) und einen hohen Eiweißgehalt haben. Hülsenfrüchte haben aufgrund ihres hohen Ballaststoffgehaltes eine ausgezeichnete Sättigungswirkung bei einem relativ niedrigen Kaloriengehalt. Wir empfehlen davon **mindestens** eine Portion pro Woche.

Obst enthält etwas mehr Kalorien als Gemüse. Etwa ein halbes Pfund oder zwei Portionen bzw. zwei Stück Obst sollten jeden Tag auf dem Speiseplan stehen. Bei kleinen Früchten, z. B. Beeren, Trauben, entspricht eine Handvoll einer Portion. Mehr zu Obst und Gemüse finden Sie ab Seite 54.

Auf der nächsten Stufe stehen kohlenhydratreiche Lebensmittel, also **Brot und Getreideprodukte**, wie Nudeln, Reis und Flocken, sowie **Kartoffeln.** Sie liefern dem Körper Energie und sorgen für eine gute Sättigung, insbesondere wenn sie gleichzeitig Ballaststoffe enthalten, wie dies bei Vollkornprodukten der Fall ist. Vier bis fünf Portionen täglich sollten auf dem Speiseplan stehen. Eine Portion entspricht ungefähr 50 g, also z. B. einer Scheibe Brot oder einer Portion Müsli, Reis, Nudeln, oder 150 g Kartoffeln. Mehr zu Brot und Getreide finden Sie ab Seite 74.

Die nächste „Etage“ bilden die Eiweißquellen **Milch und Milchprodukte**, wie Jogurt, Quark und Käse. Milchprodukte liefern Eiweiß und Calcium und sollten auf keinem Speiseplan fehlen. In einigen Studien wurde beobachtet, dass Personen, die viel Calcium mit der Nahrung aufnehmen, besser abnehmen. Pro Tag sollten davon rund 300 g, also etwa drei Portionen gegessen werden, wobei eine Portion z. B. einem Becher Jogurt oder einer Scheibe Käse entspricht. Da insbesondere für Käse auch die versteckten Fette Thema sind, gibt es mehr Infos dazu ab Seite 62.

Fleisch und Fleischprodukte sowie **Fisch und Eier** sind wichtige Quellen für Eiweiß, Vitamine und Mineralstoffe. Wir empfehlen Ihnen mindestens eine Seefisch-Mahlzeit pro Woche (ca. 150 g), da kein anderes Lebensmittel so viel Jod und Vitamin D enthält. Jod ist Bestandteil der Schilddrüsenhormone, und Vitamin D wird für den Knochenstoffwechsel benötigt. Dagegen sind alle in Fleisch und Eiern vorhandenen Inhaltsstoffe auch in anderen Lebensmitteln enthalten, d. h. auch ohne Fleisch und Eier können alle lebensnotwendigen Inhaltsstoffe in ausreichendem Maße aufgenommen werden. Für Fleischesser empfehlen wir pro Woche 1 bis 2 Portionen mageres Fleisch (insgesamt 300 g/Woche) und max. 3 Scheiben bzw. Portionen Wurst (100 g/Woche). Vegetarier sollten statt Fleisch etwas mehr Milchprodukte, Eier, Hülsenfrüchte oder Getreide essen.

In der Spitze der Pyramide stehen **Fette und Öle**. Sie sind eine lebensnotwendige Quelle für Fettsäuren und fettlösliche Vitamine, aber die Stellung in der Spitze verdeutlicht, dass sie nur sparsam verwendet werden sollten. Etwa zwei Teelöffel Streichfett und ein bis zwei Esslöffel Pflanzenöl pro Tag sind das richtige Maß. Mehr ab Seite 62.

Quasi als „i-Tüpfelchen“ ist das **Naschwerk** anzusehen. Aus ernährungsphysiologischer Sicht ist es nicht notwendig, aber maßvoll genossen spricht auch nichts gegen den Verzehr. Wer sich diese Leckerbissen ganz verbietet, riskiert, dass die Gedanken nur noch darum kreisen. Deshalb empfehlen wir Ihnen, sich hin und wieder einen Riegel Schokolade, einen Keks oder gelegentlich auch ein Glas Wein zu gönnen. Mindestens 50 kcal haben wir für „Schmankerl“ vorgesehen. Grundsätzliches über süße Leckerbissen gibt es ab Seite 80.

Check: Mein Ernährungsprotokoll

Um einen besseren Überblick zu erhalten, was Sie zur Zeit essen und trinken, ist ein Ernährungsprotokoll hilfreich. Schreiben Sie alles auf, was Sie zu sich nehmen, am besten gleich während der Mahlzeiten (Kopiervorlage im Anhang, → S.205). Vergessen Sie auch nicht das „Zwischendurch und Nebenbei". Falls Sie eine Küchenwaage zur Hand haben, dann ist es genauer, alles auszuwiegen. Falls nicht, dann können Sie die verzehrsüblichen Portionen (z. B. Esslöffel, Gläser) notieren.

Ernährungsprotokoll

vom ____________________

Uhrzeit	Getränke	Gemüse, Hülsenfrüchte	Obst	Brot, Nudeln, Reis, Kartoffeln	Milch, Käse Joghurt, ...	Fleisch, Fisch, Eier, Wurst	Öle, Fette	Extras
	ml	g	g	g	g	g	g	
Gesamtmenge	ml	g	g	g	g	g	g	

Kopiervorlage

Nach mindestens drei Tagen können Sie Ihr Ernährungsprotokoll mit der Ernährungspyramide (→ S. 116) vergleichen. Berechnen Sie, wie viel Getreideprodukte, Gemüse, Obst, Milch/-produkte, Fleisch/-waren und Fette Sie zu sich genommen haben und zeichnen Sie Ihre eigene Pyramide. Vergleichen Sie die Häufigkeiten mit den Stufen der Ernährungspyramide. Überlegen Sie, bei welchen Lebensmittelgruppen Sie Ihre Lebensmittelauswahl noch anpassen könnten und entscheiden Sie, was Sie ab morgen ändern möchten.

Sollten Sie für sich feststellen, dass Ihre Ernährung eigentlich einer „Grundsanierung" bedarf und Sie Ihre Pyramide ganz umschichten müssten, können Sie einem unserer Pläne folgen (→ S. 120ff.).

Wenn Sie nur punktuell etwas zu verbessern haben, dann konzentrieren Sie sich auf die entsprechenden Lebensmittelgruppen. Machen Sie sich einen Plan für die nächste Woche, was aus dieser Gruppe Sie vermehrt oder anders (z. B. andere Zubereitung) essen wollen und berücksichtigen Sie dies beim nächsten Einkauf. Suchen Sie aus unserem Rezeptteil Rezepte mit entsprechenden Zutaten. Falls Sie mehr Gemüse und Obst oder Vollkornprodukte essen wollen, können Sie sich auch noch einmal unsere Tipps in den Schritten 4 und 6 vergegenwärtigen.

Nach Plan essen

Ausgewogen und im richtigen Verhältnis

Wir haben für Sie Tagespläne mit vier unterschiedlichen Energiegehalten – 1300, 1500, 1700 und 2000 kcal – zusammengestellt. Jeder Plan gibt die entsprechenden empfohlenen Mengen der einzelnen Lebensmittelgruppen an, auch an die Vegetarier/innen ist gedacht. Egal welche Kalorienmenge Sie sich aussuchen, um Ihren Speiseplan danach zusammenzustellen – Ihr Körper erhält prinzipiell genügend Eiweiß und Kohlenhydrate und die richtigen Mengen an Fetten, Vitaminen und Mineralstoffen – alles im passenden Maß und Verhältnis.

Für die Wahl der Kalorienzufuhr sollten Sie einiges bedenken:

2000 kcal pro Tag entsprechen dem Energiebedarf für die meisten Personen mit sitzender Tätigkeit. Personen mit einem sehr hohen Energiebedarf, z. B. große Menschen, sportlich sehr Aktive und stark Übergewichtige, können damit auch bereits abnehmen.

Das Abnehmen beginnt für die meisten mit **1700 kcal pro Tag.** Die Erfahrung zeigt, dass die entsprechenden Verzehrsmengen auch über längere Zeit gut eingehalten werden können, weil sie noch nicht die höchsten Ansprüche an die Selbstdisziplin stellen. Besonders wenn Sie ohne Unterstützung durch eine Gruppe alleine für sich abnehmen wollen, ist der Plan mit 1700 kcal bestens geeignet, ebenso wenn Sie von mittelgroßer Statur sind. Kleine und ältere Menschen starten mit diesem Plan und wechseln nach etwa 14 Tagen zum 1500 kcal-Plan.

Sich **1500 kcal pro Tag** zuzumuten, mag für viele reizvoll erscheinen, in der Erwartung schnell und deutlich abzunehmen. Dies für eine längere Zeit konkret und stabil durchzuhalten, ist häufig eine andere Sache. Wer mit anderen zusammen in einer Gruppe und unter Betreuung abnimmt, kann sich gleich an die Herausforderung von 1500 kcal wagen. Auch für Menschen mit einem geringen Energieverbrauch, z. B. kleine und ältere, ist dieser Plan am besten geeignet.

1300 kcal pro Tag sorgen für einen schnell spürbaren Anfangserfolg, sind aber nicht für eine dauerhafte Ernährung gedacht, sondern sollten im Wechsel mit dem 1500 kcal-Plan eingesetzt werden. Wir empfehlen einen monatlichen Wechsel.

Besser langsam und haltbar, als schnelle Erfolge wieder aufgegeben

Viele haben die Vorstellung, man nimmt am schnellsten und am besten ab, je stärker man die Kalorienzufuhr reduziert. Unsere Erfahrung ist jedoch, dass das Abnehmen am besten funktioniert, wenn die Ernährungsweise möglichst langfristig umgestellt wird. Unsere Empfehlung ist deshalb, lieber mit 1700 kcal langsamer abnehmen und das Erreichte halten als mit 1300 kcal schnell abnehmen und nach 4 Wochen aufgeben. Und konzentrieren Sie sich nicht nur auf die Ernährung, sondern verstärken Sie den Abnahmeerfolg durch mehr Bewegung (→ Schritt 3, S. 40ff.).

Zum Kennenlernen finden Sie umseitig den Tagesplan für 1500 kcal. Alle Varianten für 1300, 1700 und 2000 kcal finden Sie im Anhang ab Seite 206.

Hängen Sie sich die Pyramide und/oder Ihren Plan an einen gut sichtbaren Ort, damit Sie diese immer wieder vor Augen haben. Versuchen Sie jeden Tag alle Lebensmittelgruppen in den empfohlenen Mengen zu berücksichtigen. Wenn Ihnen dies für den Anfang zu anstrengend erscheint, dann fangen Sie mit einem Tag in der Woche an und steigern Sie sich langsam Tag für Tag und Schritt für Schritt, wobei Ihnen das Neue von Mal zu Mal vertrauter wird.

Tipp: Vielen hat geholfen, den Plan in eine Klarsichthülle zu stecken und täglich mit einem nicht permanenten Stift die Mengen bzw. Lebensmittel abzustreichen oder abzuhaken, die Markierungen abends oder am nächsten Morgen wieder wegzuwischen, um dann wieder von vorne anzufangen.

Abnehmen mit 1500 kcal pro Tag

Lebensmittelgruppe	Menge	Empfehlungen	
		mit Fleisch, Fisch und Ei	vegetarische Ausrichtung
Getränke	1,5 – 2 l	Trink- und Mineralwasser, verdünnte Säfte, Früchte- und Kräutertee, schwarzer und grüner Tee, Kaffee	
Gemüse	500 g	möglichst 200 g roh essen	
Hülsenfrüchte		mind. 1 Portion/Woche (1 Portion = 150 g gegart/50 g Rohgewicht)	2-3 Portionen/Woche
Obst	250 g	möglichst roh essen	
Brot	100 g	2 Scheiben Vollkornbrot *oder* 1 Scheibe Vollkornbrot und 3 Scheiben Knäckebrot	
Getreide	30 g	Getreideflocken (3 EL) *oder* Müsli *oder* 1 Scheibe Vollkornbrot	**und** 30 g Getreideschrot (z. B. Grünkern für Bratlinge)
Beilagen	180 g	Kartoffeln *oder* 40 g Reis *oder* 40 g Nudeln (roh gewogen)	
Milch	150 ml	Milch, Kefir, Buttermilch *oder* Dickmilch	
Jogurt	150 g	Jogurt *oder* 120 g Magerquark *oder* 110 g körnigen Frischkäse	
Käse	50 g	Käse (30 % F. i.Tr.) *oder* 30 g Käse (40 % F. i.Tr.) und 30 g fettarme Wurst oder Schinken	60 g Käse (40 % Fett i. Tr.)
Fleisch, Fisch, Eier	120 g	mageres Fleisch *oder* 150 g Seefisch *oder* 1 Ei	2 Eier pro Woche
Fette	5 g	Butter oder Margarine	
Öle	15 g	Raps-, Oliven-, Soja- oder Walnussöl	
Süßes, Snacks und Alkohol		2 Stückchen Schokolade *oder* 25 g Salzstangen *oder* 100 ml Bier oder Wein	

! Tipps für Berufstätige: Wie Sie sich auch am Arbeitsplatz oder unterwegs gesund verpflegen können!

- Am besten haben Sie Ihre Verpflegung auch am Arbeitsplatz oder unterwegs im Griff, wenn Sie es sich von zu Hause mitnehmen, weil Sie dann wissen, was drin bzw. dran ist. Für die Zwischenmahlzeiten bieten sich belegte Brote, Milchprodukte und Rohkost an. Weitere Ideen im Rezeptteil ab Seite 148. Wenn Ihr Betrieb über eine Kantine verfügt, können Sie sich an der Salatbar einen gemischten Salat zusammenstellen und als Hauptgericht fettarm zubereitete Gemüsegerichte oder mageres Fleisch mit fettarmen Beilagen (z. B. Salzkartoffeln statt Pommes) bevorzugen. Viele Supermärkte und Lebensmittelabteilungen von Kaufhäusern bieten ebenfalls Salatbars an. Gemischte Salate sind in manchen Imbissbuden oder auch über Bringdienste (z. B. Pizzaservice) erhältlich. Lassen Sie sich das Dressing aber extra abfüllen, so dass Sie sich davon nur wenig nehmen können.

- Falls Sie oft auf Dienstreisen sind, dann können Sie für den ersten Teil der Dienstreise vorsorgen und sich belegte Brote, Rohkost, Obst und Getränke selber mitnehmen. Herzhafte Waffeln (→ Rezeptteil) und ungesalzene Nüsse sind für längere Fahrten ebenfalls prima geeignet. Falls Sie im Auto reisen, ist eine Kühltasche sehr nützlich. Wählen Sie in Restaurants eher fettarme Gerichte aus, z. B. Nudel- oder Reisgerichte mit Gemüse, mageres Fleisch (z. B. Steaks, Putenschnitzel) oder Fisch. Verzichten Sie auf Sahnesoßen. Nehmen Sie als Vorspeise Salate oder Gemüsesuppen.

Info: (Ess-)Gewohnheiten verändern – wie es leichter geht

Fragen Sie sich auch manchmal, warum es Ihnen so schwer fällt, Ihre Essgewohnheiten zu verändern, obwohl Sie genau wissen, was gesünder oder bekömmlicher wäre? Es ist wie mit den Vorsätzen zum neuen Jahr: Der gute Vorsatz ist da, aber es gelingt meistens nur ein paar Tage ihn umzusetzen. Spätestens Mitte Januar ist oft alles wieder vergessen. Warum essen wir eigentlich das, was wir essen? Die Antwort scheint leicht: Natürlich weil es uns schmeckt. Aber uns schmeckt vieles. Warum entscheiden wir uns jedoch **für** das eine und **gegen** das andere? Die Antwort ist, wir lassen uns bei der Auswahl unserer Lebensmittel und Getränke durch verschiedene Faktoren leiten, z. B. von ...

... inneren Signalen, also dem Hunger

... äußeren Reizen, wie duftende Brötchen im Bäckerladen, Pizzastand an der Straße

... rationalen Einstellungen, wie „Vollkornbrot ist gesünder als Weißbrot“. weiter

Der Einfluss dieser Signale auf unsere Entscheidungen verändert sich im Laufe des Lebens. Bei Säuglingen und Kleinkindern dominieren noch die inneren Signale: Sie schreien, wenn sie Hunger haben, essen das, was ihnen angeboten wird – jedenfalls meistens – und sind zufrieden, wenn sie satt sind. Die inneren Signale werden im Kindes- und Jugendalter zunehmend überlagert durch äußere Einflüsse, z. B. durch Werbung oder durch die Essgewohnheiten in der Familie oder im Freundeskreis. Für Kinder und Jugendliche ist es z. B. wichtig zu zeigen, dass sie dazu gehören, indem sie das Gleiche essen, was ihre Freunde essen.

Im Erwachsenenalter kommen die rationalen Einstellungen hinzu. Man weiß häufig, was gesund ist oder besser wäre, aber ... – und das haben die meisten am eigenen Leib bereits erfahren – es ist auch als Erwachsene/r nicht einfach, die Essgewohnheiten über den Verstand zu steuern. Die Einsicht, dass Gemüse und Obst gesünder sind, reicht alleine nicht aus, um das Verhalten stabil zu ändern. Gerade im Bezug auf das Essen hängt der Mensch sehr an seinen Gewohnheiten. Entwicklungsgeschichtlich war das ja auch durchaus sinnvoll: Jedes neue, unbekannte Lebensmittel barg potenzielle Gefahren in sich. Psychologen haben herausgefunden, dass wir das am liebsten essen, was wir häufig essen. Das, was uns nicht so vertraut ist, essen wir in der Regel auch nicht gern, gemäß dem Sprichwort „Was der Bauer nicht kennt, das isst er nicht".

Vorlieben ändern und Erwünschtes einfach häufiger essen

Drehen wir aber diese Erkenntnis um, so bedeutet dies, wir können unsere Vorlieben ändern, indem wir „erwünschte" Lebensmittel (z. B. Obst und Gemüse) einfach häufiger essen. Fachleute nennen das den „mere exposure effect". Gemeint ist damit, dass man ungewohnte Lebensmittel zu mögen lernt, je häufiger man sie isst. Die Geschmacksknospen unterstützen es, sich an neue Geschmacksrichtungen zu gewöhnen, da sie sich alle zehn Tage erneuern. Relativ verbreitete Bespiele dafür sind: Wer auf Wasser als Hauptgetränk umgestiegen ist, dem schmecken Limonaden nach einiger Zeit viel zu süß, ebenfalls Kaffee oder Tee, wenn man sich angewöhnt hat, ihn nicht mehr zu süßen.

! Was helfen kann, wenn Sie Ihre Essgewohnheiten ändern möchten!

Die meisten, die eine eigentlich leidig gewordene Gewohnheit verändern wollen, unterschätzen die Mühe und die Zeit, die das braucht. Gedacht ist eben nicht auch schon gemacht. Darum ist das Wichtigste: Geduld, Geduld und noch mal Geduld, durchaus ein Jahr oder auch mehr. Gerade wenn es ums Abnehmen geht, neigen viele leicht zu überzogenen Erwartungen. Wer dann feststellt, dass sich diese nicht erfüllen, resigniert und fällt in die alten Essgewohnheiten zurück. Was sich bewährt hat und hilft:

- Betrachten Sie die Veränderungen als einen Weg, der Sie schrittweise zum Ziel führt. Wie bei einem Marathon ist es nicht ausschlaggebend, möglichst schnell im Ziel zu landen, sondern dass Sie überhaupt ankommen.
- Wer wegen seiner Pfunde einen großen Druck verspürt, sollte konsequent zweigleisig fahren: sich mehr bewegen **und** weniger essen – jedoch nicht weniger als 1300 kcal. Die Schlussfolgerung „je mehr Übergewicht, desto schneller muss die Gewichtsabnahme erfolgen“ ist nachvollziehbar, jedoch oft nicht lange haltbar. Unsere Erfahrung ist: Je langsamer die Gewichtsabnahme erfolgt, desto dauerhafter ist sie.
- Wer Probleme mit dem Einstieg hat, kann die Ernährungsumstellung für sich als „Experiment“ definieren. Probieren Sie etwas erst einmal für einen vorher festgesteckten Zeitraum aus, z. B. für zwei Wochen keinen Alkohol zu trinken oder keine Süßigkeiten zu essen. Eine andere Variante: Legen Sie einzelne Tage in der Woche fest, an denen Sie „nach Plan“ essen, geben Sie sich an den anderen Tagen „frei“. Beginnen Sie mit 3 Tagen nach Plan und steigern Sie sich auf 6 Tage.
- Der Einstieg wird auch erleichtert, wenn Sie schrittweise vorgehen. Nehmen Sie sich beispielsweise vor, in der nächsten Woche täglich zwei Stücke Obst zu essen. Ein Ziel für die darauffolgende Woche könnte es sein, täglich 1,5 Liter zu trinken. Gestalten Sie sich individuell Ihre eigenen Ziele, von denen Sie glauben, sie gut schaffen zu können. Erst nach haltbarem Erreichen eines Zieles nehmen Sie sich ein neues vor.
- Vertrauen Sie darauf, dass sich Ihr Geschmack mit der Zeit umgewöhnen kann (tut er ja auch bei der Mode!). Bringen Sie die empfohlenen, Ihnen vielleicht ungewohnten Lebensmittel häufiger auf den Tisch! Probieren Sie sie auf unterschiedliche Weise. Und wenn Sie etwas partout nicht mögen, dann suchen Sie sich aus der entsprechenden Lebensmittelgruppe etwas anderes aus.
- Suchen Sie sich jemanden, der/die mitmacht! Probieren Sie gemeinsam neue Rezepte aus, Anregungen finden Sie ab S. 134. Bekochen Sie sich gegenseitig, tauschen Sie Ihre Entdeckungen, Erfahrungen und Erfolge aus.

Erfolgsprotokoll: Meine neuen Essgewonheiten

Testen Sie für sich, was Sie bereits verändert haben oder was Sie noch ändern könnten.

- [ ] Ich habe viel mehr Abwechslung auf meinen Speiseplan gebracht.
- [ ] Ich plane vier bis fünf Mahlzeiten pro Tag ein.
- [ ] Ich mache es mir/uns zum Essen nett, mit hübschem Geschirr und am schön gedeckten Tisch.
- [ ] Ich nehme kleine Bissen und kleine Schlucke.
- [ ] Ich kaue jeden Bissen gründlich und mit Genuss.
- [ ] Ich trinke vor den Mahlzeiten ein Glas Wasser.
- [ ] Ich esse nicht mehr im Gehen oder Stehen, sondern an einem festen Essplatz.
- [ ] Während des Essens tue ich nichts anderes – nicht fernsehen, lesen, spielen. (Eine nette Unterhaltung natürlich ausgenommen.)
- [ ] Ich esse meinen Teller nicht leer, wenn ich vorher satt bin oder nicht mehr mag.
- [ ] Essensreste räume ich gleich weg.
- [ ] Ich lasse mich nicht mehr so oft durch Außenreize zum Essen verleiten.
- [ ] Ich nasche nicht mehr so oft und viel Süßes zwischendurch, sondern genieße es bewusster.
- [ ]
- [ ]
- [ ]

Datum

Hilfreich ist es auch, wenn Sie als Einstieg für neue Essgewohnheiten eine Gelegenheit nutzen, in der Sie Abstand zu Ihren alten Gewohnheiten haben, z. B. im Urlaub. Entscheiden Sie schon zu Beginn Ihres Urlaubs, was Sie zu Hause konkret anders machen wollen, z. B. jeden Tag Obst zu essen, und üben schon mal kräftig in der anderen Umgebung. Eine Kur ist ebenfalls eine guter Anlass für Veränderungen. Berücksichtigen Sie schon bei der Auswahl des Kurhauses Ihre Ziele. Einige Kurhäuser bieten Ernährungsberatungen und Kochkurse an.

Zusammenfassung

In diesem Kapitel ging es darum, dass eine gesunde Ernährung die Basis für das Abnehmen ist. Welche Anregungen waren wichtig für Sie? Und was nehmen Sie sich in Zukunft vor?

- Wichtig war für mich, dass

- Ich nehme mir vor, dass

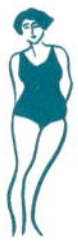

Ich halte mein Gewicht!

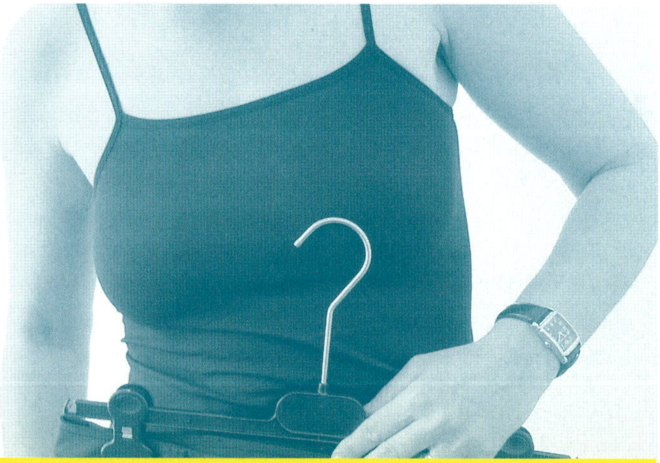

Sie haben bereits einige Pfund abgenommen und wollen jetzt Ihr neues Gewicht halten. Oder Sie haben aufgrund der Lektüre dieses Ratgebers entschieden, dass Ihr Gewicht eigentlich ganz in Ordnung ist, haben aber Ihre Ernährung ein wenig umgestellt. In diesem Kapitel bekommen Sie Tipps, wie Sie Ihr Gewicht und Ihre neuen Essgewohnheiten beibehalten können.

Den Erfolg stabilisieren

Das Wichtigste für eine stabile Ernährungsumstellung ist der Wille – den haben Sie ja schon deutlich bewiesen, wenn Sie hier angekommen sind. Allerdings muss er von Ihrer Ausdauer unterstützt werden. Dies ist auch nach erfolgreichem Abnehmen ganz wichtig: Ihr Wille, Ihr neues Gewicht zu halten, muss stärker sein als Ihr innerer Schweinehund, der Sie wieder in die alte Tretmühle zurückfallen lässt. Das Abnehmen und Gewicht halten beginnt im Kopf, immer wieder! Entscheiden Sie sich täglich für Ihr Wohlfühlgewicht!

Check: Was vorteilhaft geworden ist

Hilfreich ist es, wenn Sie sich die Vorteile Ihrer neuen Lebensgewohnheiten immer wieder vergegenwärtigen, also z. B. „Seitdem ich mehr trinke, kann ich mich besser konzentrieren." oder „Seitdem ich mehr Obst esse, ist meine Haut glatter geworden." Notieren Sie sich hier gleich ein paar Wirkungen, die Sie für sich festgestellt haben.

seitdem ich ...

seitdem ich ...

Wichtig für das Stabilisieren ist auch ein langer Atem. Die neuen Gewohnheiten sind vielleicht noch nicht ganz so vertraut wie die alten, sie müssen immer wieder ins Gedächtnis zurückgerufen werden. Wir empfehlen Ihnen deshalb, diesen Ratgeber in Sichtweite liegen zu lassen, um öfter noch einmal für Sie interessante Seiten durchzublättern, nachzulesen und sich Bestätigung für Ihr Tun zu holen.

Psychologen haben analysiert, welche Faktoren dazu beitragen, dass Personen, die abgenommen haben, ihr Gewicht auch dauerhaft beibehalten. Sie stellten fest, dass diejenigen, die ihr neues Gewicht hielten, regelmäßige Mahlzeiten einhalten und weniger zwischendurch naschen. Sie gönnen sich Ruhe und Zeit zum Essen und essen spät abends nichts mehr. Personen, die wieder zunahmen, kannten zwar diese Tipps auch noch, doch sie setzten sie nicht mehr in die Tat um.

Gewicht halten – praktisch umgesetzt

- **Sorgen Sie für regelmäßige Mahlzeiten!**
  Es ist egal, ob Sie drei, vier oder fünf Mahlzeiten am Tag zu sich nehmen. Wichtig ist es, sich an eine regelmäßige Struktur zu gewöhnen und die Zeitabstände zwischen den Mahlzeiten nicht zu groß werden zu lassen. Wenn Sie zu bestimmten Tageszeiten regelmäßig Lust zum Naschen oder sogar Heißhungeranfälle bekommen, dann probieren Sie mal aus, wie Sie Ihre Mahlzeitenstruktur ändern können, z. B. indem Sie bereits vorher eine kleine Zwischenmahlzeit einlegen oder die Zusammensetzung der Hauptmahlzeiten verändern, z. B. einen Jogurt als Nachtisch statt einer Süßspeise.

- **Beginnen Sie den Tag mit einem guten Frühstück!**
  Das Frühstück ist die wichtigste Mahlzeit des Tages. Wenn Sie satt und mit einem zufriedenen Gefühl und einem leckeren Pausenfrühstück in der Tasche aus dem Haus gehen, schlagen Sie jedem verführerischen Bäckerladen ein Schnippchen. Frühstücksmuffeln empfehlen wir, einen Milch-Shake mit frischen Früchten oder wenigstens eine Tasse Tee oder Kaffee zu trinken.

- **Essen Sie sich satt!**
  Halten Sie sich an Lebensmittel, die länger sättigen: Haferflocken statt Cornflakes, Vollkornbrötchen statt Croissant, Banane statt Kekse. Probieren Sie Brot, Nudeln, Knäckebrot, Kekse und Kuchen aus Vollkorn. Wenn Sie häufig unter Hunger leiden, dann senken Sie für einige Tage den Kohlenhydratanteil in Ihrer Ernährung und erhöhen Sie den Eiweißanteil, also weniger Süßigkeiten, Kuchen, Brot (insbesondere Weißbrot) und mehr Milchprodukte, Fisch und mageres Fleisch. Achten Sie auch auf ausreichend große Gemüse- und Obstportionen.

- **Trinken Sie viel Wasser – und wenig Alkohol!**
  Geben Sie Trink- oder Mineralwasser eine Chance – wenn es nicht schon Ihr Durstlöscher Nummer Eins ist. Sie werden feststellen, Sie fühlen sich zufriedener und weniger hungrig, wenn Sie öfters ein Glas Wasser oder einen ungesüßten Tee trinken. Wir empfehlen, mit Alkohol sparsam umzugehen. Genehmigen Sie sich

höchstens ein- bis zweimal pro Woche ein Glas Rotwein oder ein Glas Bier, denn Alkohol hemmt die Fettverbrennung und bringt Sie womöglich dazu, mehr zu essen als Sie wollen.

- **Essen Sie langsam und mit Genuss!**
  Lassen Sie das bewusste Genießen zu Ihrem Lebensprinzip werden. Vermeiden Sie Essen im Stehen oder Gehen. Legen Sie bei der täglichen Hauptmahlzeit zwischendurch eine Ess-Pause ein. Nehmen Sie sich nur eine kleine Portion auf den Teller und legen Sie eine Pause ein, bevor Sie sich die nächste Portion nehmen. Das gibt dem Körper genügend Zeit, ein Sättigungsgefühl zu entwickeln.

- **Naschen ist erlaubt!**
  Erlauben Sie sich eine kleine Süßigkeit pro Tag, z. B. ein Dessert nach dem Mittagessen, ein Riegel Schokolade als Betthupferl *oder* eine Kugel Eis beim Stadtbummel. Wenn Sie keinen Bedarf nach Süßigkeiten haben, umso besser. Aber zwingen Sie sich nicht, darauf zu verzichten. Horten Sie keine Naschereien, sondern entscheiden Sie sich jede Woche beim Einkauf für eine Lieblingsnascherei (z. B. eine Tafel Edel-Schokolade). Und wenn Sie der „Quartals“-Versuchung doch mal nicht widerstehen können, dann genießen Sie ohne Reue und nehmen Sie es nicht als Anlass, wieder in alte Zustände zurückzufallen.

Was wir sonst noch hilfreich finden

- **Bewahren Sie Ruhe, wenn das Gewicht schwankt!**
  Nach der Gewichtsabnahme nimmt fast jede/r zunächst wieder etwas zu. Bewahren Sie trotzdem einen ruhigen Kopf. Ein bis zwei Kilo plus auf der Waage kann man von vornherein einplanen, schließlich braucht das neue Niveau Zeit, sich stabil „einzupendeln“. Bei vielen gibt es auch jahreszeitlich bedingte Gewichtsschwankungen. Das Wintergewicht kann durchaus 2 bis 3 kg höher liegen als das Sommergewicht. Finden Sie innerhalb Ihres BMI-Bereiches die Spanne Ihres persönlichen Wohlfühlbereiches heraus und pendeln Sie innerhalb dieser Spanne.

- **Achten Sie auf einen fließenden Übergang!**
  Erhöhen Sie Ihre Kalorien- und Fettzufuhr nach der Gewichtsabnahmephase nicht abrupt, sondern schrittweise. Eine gute Orientierung ist: Pro Woche rund 700 kcal mehr, also 100 kcal pro Tag. Das entspricht z. B. einer Banane oder einem Becher Jogurt pro Tag. Wichtig ist auch, nicht täglich das gleiche Ess-Programm abzuspulen. Schwankungen bei der Kalorienzufuhr sind gut für den Stoffwechsel und außerdem bringt Abwechslung mehr Lebensfreude und Genuss.

- **Bleiben Sie in Bewegung!**
  Behalten Sie auf alle Fälle Ihre Bewegung und Ihren Sport bei. Bewegen Sie sich möglichst drei- bis viermal pro Woche. Walking und Fahrradfahren sind optimale Sportarten, denn sie lassen sich am besten in den Alltag integrieren.

- **„Schalttage" können neue Motivation bringen!**
  Wenn das Gewicht ansteigt, dann kann es helfen, an einzelnen Tagen besonders viel Gemüse und Obst zu essen. An solchen „Schalttagen" wird aufgrund der geringen Natrium- und hohen Kaliumzufuhr vermehrt Wasser ausgeschieden. Eine Verringerung des Fettgewebes darf dabei nicht erwartet werden. Dennoch sind solche Schalttage, wenn sie nicht häufiger als einmal pro Woche durchgeführt werden, gut geeignet, sich auf weniger Nahrung einzustellen und diese geringeren Mengen bewusst zu genießen. Häufig bringen sie auch einen Motivationsschub und helfen, das Nein-Sagen zu üben. Folgende Varianten sind möglich:
  - **Gemüse-Obst-Tag:** bis zu 2 Pfund Gemüse und 1 Pfund Obst, verteilt auf 5 bis 6 Mahlzeiten. Bevorzugt wird Rohkost, doch 1 bis 2 Mahlzeiten können auch aus einer Gemüsesuppe (mit wenig Salz!) bestehen.
  - **Reis-Obst-Tag:** 150 g Naturreis in 300 ml Wasser gekocht (ohne Salz) und 750 g Obst, verteilt auf 5–6 Mahlzeiten.

! Tipps für den Einkauf

- Schreiben Sie sich immer eine Einkaufsliste!
  Und kaufen Sie in der Regel nur das, was draufsteht!
- Gehen Sie nie mit hungrigem Magen einkaufen!
- Gehen Sie zuerst in die Gemüseabteilung und beladen Sie den Einkaufswagen mit reichlich buntem Gemüse und Obst!
- Schauen Sie bei unbekannten Produkten immer zuerst auf die Zutatenliste bzw. die Nährwertanalyse! Achten Sie auf die Zuckeranteile, den Kalorien- und Fettgehalt!
- Kaufen Sie keine Süßigkeiten und Knabberartikel auf Vorrat!
- Kaufen Sie nichts, von dem Sie wissen, dass Sie nicht mehr aufhören können, wenn Sie die Packung geöffnet haben (z. B. Chips, Erdnüsse).
- Kaufen Sie bei Fertiggerichten, Süßigkeiten und Knabberartikeln nur die kleinsten Packungsgrößen.

Tipp: Wie Sie Verführungen besser widerstehen können!

Wenn Sie sich beim Einkaufsbummel in der Stadt oder im Supermarkt leicht verleiten lassen, Dinge auf der Stelle essen oder kaufen zu wollen, die eigentlich nicht geplant waren, dann helfen vielleicht folgende Übungen oder Gedanken:

- **Sagen Sie innerlich deutlich Nein!** Und freuen Sie sich darauf, was es zuhause Leckeres geben wird.
- **Gehen Sie nicht mit leerem Magen in die Stadt oder in den Supermarkt.** Essen Sie vorher eine Kleinigkeit, die Sie eine gewisse Zeit satt macht, z. B. eine Banane, einen Jogurt. Nehmen Sie eine kleine Flasche Wasser mit.
- **Essen und trinken Sie nicht im Stehen oder Gehen.** Wenn Sie etwas essen möchten, dann setzen Sie sich in ein nettes Lokal und nehmen sich die zum Genießen und Entspannen nötige Zeit.

Was ist, wenn ich doch einmal über die Stränge geschlagen habe?

Das macht nichts. Verzweifeln Sie nicht. Wenn Sie auf einem Fest waren und den Versuchungen über alle Maßen hinaus erlegen sind oder in der Eisdiele nicht widerstehen konnten, dann freuen Sie sich, wenn Sie es genießen konnten. Üben Sie Geduld mit sich selbst und seien Sie zuversichtlich, dass das zukünftig seltener passieren wird. Nehmen Sie Ihre „Rückfälle“ gelassen und tolerant an, haken Sie diese als „Ausnahmen von der (neuen) Regel“ ab. Das Gefährlichste an Ausrutschern ist, diese als Grund für eine „Kapitulation“ zu missbrauchen. Sagen Sie sich: Jeder Tag ist ein neuer Tag. Machen Sie weiter, als ob es diesen Ausrutscher nicht gegeben hätte. Denken Sie daran, dass Sie das Gehen nie gelernt hätten, wenn Sie nicht immer wieder aufgestanden wären. Bleiben Sie dran!

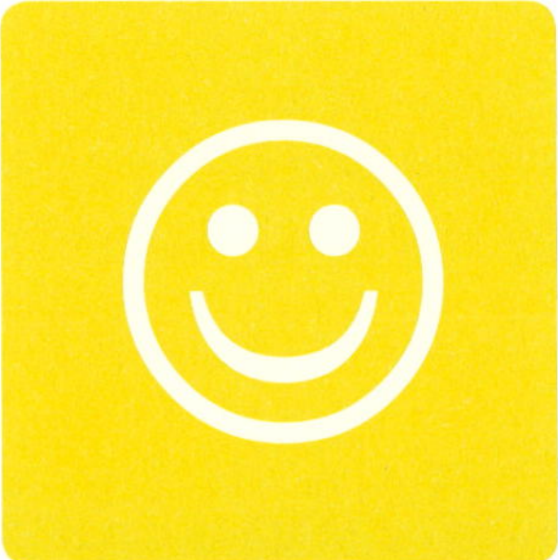

Und nicht nur zu guter Letzt:

Gehen Sie liebevoll mit sich um und seien Sie sich etwas wert! Legen Sie Wert auf ein gutes, gesundes und liebevoll zubereitetes Essen. Nach dem Grundsatz, dass das, was Sie essen, an Menge zwar weniger ist, dafür aber in mehrfacher Hinsicht bekömmlicher.

Auch in diesem Sinne wünschen wir Ihnen gutes Gelingen und viel Erfolg!

Rezepte

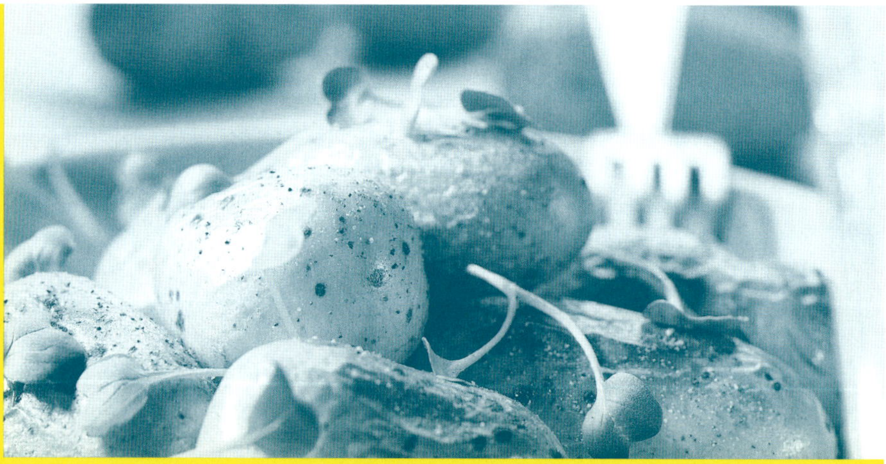

„Liebe geht durch den Magen" – das gilt auch für den eigenen. Wir bieten im Folgenden viele Basisrezepte, die leicht und schnell nachzukochen sind.

Wer die Zubereitung des Essens selbst in die Hand nimmt und nicht anderen überlässt, profitiert mehrfach:

- Sie wissen genau, was „drin“ ist.
- Sie können das Essen so zubereiten und abschmecken, wie es Ihnen individuell am besten schmeckt.
- Sie können das Essen besser auf Ihre eigenen Bedürfnisse abstimmen.

Wer leidenschaftlich gern kocht, hat in dieser Beziehung Vorteile. Und wer das Kochen bisher nicht zu den eigenen Lieblingsbeschäftigungen zählt, kann mit unseren Rezepten mehrere Fliegen mit einer Klappe schlagen, weil Ernährungsumstellung, Gewichtsabnahme und neue Erfahrungen Hand in Hand gehen – ohne viel Kalorien- und Nährwertrechnerei. Wer noch keine Routine beim Kochen hat, kann mit den einfachsten Rezepten beginnen und Tiefkühlgemüse statt frisches Gemüse einsetzen. Wer die Gerichte entsprechend eigener Lust und Laune auswählt und sich ein wenig Zeit für die Zubereitung nimmt, wird bald feststellen, dass das Kochen immer flotter „von der Hand“ geht.

Unsere Rezepte sind kalorienarm und enthalten wenig aber hochwertige Fette. Bei allen Rezepten sind in den Randspalten die Kalorien- und Fettgehalte **pro Portion** angegeben.

Die Mengenangaben für die Zutaten beziehen sich auf **2 Portionen** – mit Ausnahme der Frühstücks- und Zwischenmahlzeiten, die auf eine Person zugeschnitten sind. Das gilt auch für die Varianten. Wenn Sie für Ihre Familie oder für Gäste kochen, dann brauchen Sie die Mengenangaben nur entsprechend der Personenzahl zu vervielfachen; die Werte für den Kalorien- und den Fettgehalt pro Portion bleiben dabei unverändert. Wenn Ihnen die Portionen zu klein sind, dann erhöhen Sie die Gemüsemengen, wenn Sie Ihnen zu hoch sind, dann reduzieren Sie die Beilagenmengen.

Die Rezepte sollen für Sie Anregung sein. Wenn Sie Erfahrung mitbringen, dann können Sie die Rezepte natürlich nach Ihren Vorlieben abwandeln. Bitte beachten Sie, dass die Kalorien- und Fettangaben dann nicht mehr zutreffen.

Hinweise zu den Rezepten

Kalorien- und Fettangaben:
Bei jedem Rezept sind der Energie- und der Fettgehalt angegeben. Diese Angaben beziehen sich auf eine Portion, im Einzelfall auf einen Esslöffel, eine Scheibe, ein Stück (Gebäck). Die Werte sind auf der Basis des Bundeslebensmittelschlüssels (BLS) berechnet.

Varianten:
Etliche Rezepte weisen Varianten auf. Diese sorgen für leicht handbare und geschmackliche Abwechslung. Für die Mengen- und Nährwertangaben gilt auch hier: die Mengenangaben beziehen sich auf die gesamte Rezeptmenge, i. d. R. 2 Portionen. Die Kalorien- bzw. Fettangaben in der Randspalte sind für eine Portion umgerechnet und müssen zu den darüber stehenden Basiswerten zu- bzw. abgerechnet werden. Varianten ohne Angaben sind kalorien- bzw. fettneutral.

Gemüsebrühe:
In vielen Rezepten wird zum Würzen Gemüsebrühe verwendet. Sie ist in Pulverform oder als Brühwürfel in vielen Supermärkten und Naturkostläden (ohne Geschmacksverstärker) erhältlich. In der Regel wird für ¼ l Brühe ein Teelöffel Pulver oder ein halber Würfel benötigt.

Milchprodukte:
Wir verwenden in den meisten Rezepten Milch und Milchprodukte mit 3,5% Fett. Für die stark energiereduzierte Ernährung (1300 und 1500 kcal pro Tag) empfehlen wir, fettarme Milch und Milchprodukte (1,5 %Fett) zu verwenden. Bei kleinen Mengen (bis ca. 100 ml) kann die Differenz zwischen 1,5 und 3,5 % Fett vernachlässigt werden.

Pflanzenöl:
Wir empfehlen für die meisten Rezepte Rapsöl, weil es geschmacksneutral ist und eine sehr günstige Fettsäurenzusammensetzung hat (hoher Anteil an einfach ungesättigten Fettsäuren und Omega-3-Fettsäuren). Rapsöl ist sowohl für die Zubereitung von Salaten als auch zum Dünsten und Braten gut geeignet. Olivenöl hat ebenfalls eine günstige Zusammensetzung und ist empfehlenswert für Salate und zum Dünsten von Gemüse. Andere geeignete Öle sind Sojaöl (zum Dünsten und für Salate), Walnussöl (für Salate) und Sonnenblumenöl (zum Dünsten und für Salate).

Salatcreme:
In manchen Rezepten wird Salatcreme verwendet. Es handelt sich dabei um eine Mayonnaise mit reduziertem Fettgehalt (25 % Fett statt 82 %).

Bratfett:
Zum Braten empfehlen wir Rapsöl, Margarine, Butterschmalz oder spezielle Bratfette. Fettreduzierte Margarine ist nicht zum Braten geeignet. Und Plattenfette sind wegen ihres hohen Anteils an gesättigten Fettsäuren nicht empfehlenswert.

Streichfett: Wir verwenden in den meisten Rezepten Margarine oder Butter. Bevorzugen Sie Margarine mit einem hohen Gehalt an ungesättigten Fettsäuren. Diät-Margarine ist ebenfalls günstig, da sie aufgrund gesetzlicher Vorschriften eine günstigere Fettsäurenzusammensetzung hat als herkömmliche Margarine. Wer Butter lieber mag, sollte zum Ausgleich dann aber besonders beim Speiseöl auf einen hohen Gehalt an ungesättigten Fettsäuren achten.

Auffinden der Rezepte:
Die Rezepte im Überblick finden Sie auf den Seiten 140 und 141,
das Rezeptregister ab Seite 220.

Löffel-, Stück- und Portionsmaße: → Seite 138

! Keimen von Getreide

Es ist ganz einfach, Körner – auch ohne spezielle Geräte – zum Keimen zu bringen. Benötigt werden Licht, Wasser, eine Schale und etwas Wärme. Geeigneter Standort ist die Küche.

1. Schritt: Die Getreidekörner über Nacht in reichlich Wasser einweichen, morgens gründlich spülen und tagsüber ohne Wasser stehenlassen.
2. Schritt: Abends nach gründlichem Spülen über Nacht ohne Wasser stehen lassen.
3. Schritt: Nach 2 bis 3 Tagen, an denen sich das Spülen und trocken Stehenlassen ständig wiederholt, haben sich kleine Keime gebildet (2-3 mm). Vor dem Essen nochmals abspülen. Das gründliche Spülen der Körner ist wichtig, um Schimmelpilzbildung zu vermeiden.

Löffel-, Stück- und Portionsmaße

Löffelmaße

Lebensmittel	1 Teelöffel (TL) in g	1 Esslöffel (EL) in g
Butter	5	15
Dickmilch, Creme fraiche	5–10	20
Frischkäse	–	15
Frischkäse, körniger	–	25
Haferflocken	–	10
Hirsekörner (roh)	–	10
Honig, Ahornsirup	5	10
Maiskörner (Glas)	–	25
Margarine	5	15
Marmelade	5	10
Mehl	–	10
Milch	–	15
Müsli	–	10
Nüsse, gehackte	5	10
Öl	5	10
Parmesan	–	5–10
Quark, mager	–	25–30
Sahne, flüssig	–	15
Sahne, geschlagen	5–10	15–20
Salz	5	–
saure Sahne, Jogurt	–	15
Sonnenblumenkerne	–	10
Zucker	5	10–15
Das Volumen beträgt	beim TL 5 ml	beim EL 10–15 ml

Stück-/Portionsmaße:

Lebensmittel	Gewicht (durchschnittlich)
1 Apfel	= 150 g
1 Becher Jogurt	= 150 g
1 Champignon, frisch	= 20 g
1 Ei	= 60 g
1 Frühlingszwiebel	= 25 g
1 Gewürzgurke	= 20 g
1 Kartoffel	= 60 g
1 Möhre	= 100 g
1 Paprika	= 200 g
1 Scheibe Aufschnitt	= 15–25 g
1 Scheibe Käse	= 30 g
1 Scheibe Knäckebrot	= 10 g
1 Scheibe Schinken	= 10–50 g
1 Scheibe Toast	= 20 g
1 Scheibe Vollkornbrot	= 40–50 g
1 Stange Lauch	= 150 g
1 Tasse Suppe	= 150 ml
1 Trinkglas	= 150-200 ml
1 Tomate	= 50 g
1 Zwiebel	= 50 g
30 g Nudeln, roh	= 90 g gekocht
30 g Reis, roh	= 90 g gekocht
50 g Hülsenfrüchte, roh	= 150 g gekocht

Rezepte im Überblick

Frühstücksvariationen

Früchte-Müsli 142
Hirsemüsli 143
Buntes Käsebrötchen 143
Toast mit Pute und Pfirsich 144
Milch-Obst-Shake 144
Bananen-Brot 144

Brotaufstriche

Avocado-Brotaufstrich 145
Kräuterquark **(12 EL)** 146
Linsenpüree **(18 EL)** 146
Tomatenaufstrich **(15 EL)** 147
Apfel-Curry-Brotaufstrich **(12 EL)** 147

Nettes für Zwischendurch – auch am Arbeitsplatz

Geflügel-Brötchen mit Kräutercreme 148
Italienischer Snack 148
Vollkornbrot mit Ei und Radieschen 149
Vollkornbrötchen mit Geflügelwurst und Apfel 149
Tomaten-Knäckebrot mit körnigem Frischkäse 150
Kleiner Kartoffelsalat 150
Büro-Geflügelsalat 151
Schneller Reissalat 151
Bunter Bohnensalat 152

Salatvariationen

Bunter Salat (Grundrezept) 153
Salat-Dressings 154
Kräuter-Vinaigrette 154
Mango-Dressing 154
Meerrettich-Dressing 155
Jogurt-Kräuter-Sauce 155
Wirsing-Orangen-Salat 155
Friséesalat mit Lachs 156
Indischer Salat 156
Farbenfroher Käse-Wurst-Salat 157
Schichtsalat mit Ananas 158
Lauchsalat 158
Linsen-Gemüse-Salat 159
Tomaten-Rucola-Salat mit Parmesan 160
Nudelsalat mit Basilikum 160
Gebratene Champignons auf Rucola 161
Winterlicher Rohkostsalat 161

Suppen für jede Gelegenheit

Gemüsesuppe (Grundrezept) 162
Gemüse-Kartoffel-Suppe 162
Hülsenfrüchte-Eintopf mit Gemüse 163
Curry-Bananen-Suppe 164
Frühlingsgemüse-Suppentopf 164
Bremer Fischtopf 165
Sauerkrautsuppe 166
Kürbissuppe 166
Bihunsuppe 167

Bunte Gemüsepfannen mit und ohne Fleisch bzw. Fisch

Gemüse-Reis-Pfanne (Grundrezept) 168
Bunte Gemüsepfanne „Italia“ 169
Pilz-Kartoffel-Pfanne 169
Hähnchen-Nudel-Pfanne 170
Putengeschnetzeltes mit Reis 170
Asia-Pfanne 171
Spinat-Ei-Pfanne 172
Gemüse-Fisch-Pfanne 172
Kichererbsen-Reis-Pfanne 173
Kidneybohnen-Pfanne 174

Pastavariationen

Nudeln mit Tomatensauce (Grundrezept) 175
Rigatoni mit Parmaschinken 176
Penne mit Spinat und Lachs 177
Gemüse-Nudeln mit Schafskäse 177
Nudeln mit Lamm-Ratatouille 178
Spaghetti mit Kirschtomaten 179
Spaghetti mit Pesto 179

Herzhafte Pfannkuchen

Pizzapfannkuchen 180
Kartoffel-Tortillas 181
Hirsepfannkuchen mit Spinatfüllung 182

Pfannen- und Backofengerichte

Blumenkohl-Grünkern-Auflauf 183
Indisches Hähnchen mit Curryreis 184
Putenschnitzel mit Curryreis und Bananensauce 185
Indischer Zimtfisch mit Kartoffeln 186
Fischfilet im Lauchbett 187
Möhrenpuffer 187
Pellkartoffeln mit Kräuterquark 188
Geschnetzeltes vom Schwein 188
Gefüllte Paprikaschoten vegetarisch 189
Peperonata 190
Bohnen-Möhren-Eintopf 190
Grünkern-Bratlinge 191

Desserts

Obstsalat (Grundrezept) 192
Jogurt-Beeren-Eis 192
Rhabarber-Quarkspeise 193
Obst-Quark 193
Obstsalat mit Datteln 194
Zimtäpfel mit Sahne 194

Leckeres zum Backen

Schnelles Weizen-Roggen-Mischbrot 195
Vollkornbrötchen 196
Buttermilch-Apfelwaffeln 197
Buchweizenbisquit mit Obst 197
Heidelbeer-Muffins 198
Obsttorte 199
Gebackener Käsekuchen 200
Bisquitrolle mit Quark und Erdbeeren 201

Frühstücksvariationen

1 Portion (200 - 350 kcal)

Früchte-Müsli

310 kcal/ 8 g Fett
mit 3,5%iger Milch

290 kcal/ 5 g Fett
mit 1,5%iger Milch

2 Stück	**Trockenobst (z. B. Trockenpflaume, -aprikose)**
1½ Stück	**Obst (z. B. Banane, Apfel), 150 g**
2 EL	**Müsli ohne Zucker, 20 g**
1 Becher	**Milch oder Jogurt, 150 ml**

1. Trockenobst, Banane und Apfel würfeln und mit dem Müsli mischen.
2. Milch oder Jogurt darüber gießen.

Varianten:

Je nach Wunsch zufügen:

- 1 EL gehackte Nüsse (+ 55 kcal/ 5 g Fett)
- 1 EL Sanddornsaft (+ 5 kcal/ 0 g Fett)
- 1 EL Pflaumenmus (+ 20 kcal/ 0 g Fett)
- 1 EL Leinsamen, geschrotet (+ 44 kcal/ 4 g Fett)

Müsli selbst gemischt!

Mischen Sie Ihr Müsli selber aus Haferflocken oder anderen Getreideflocken, Nüssen, Rosinen u. Ä.. So können Sie es genau nach Ihren Vorlieben zusammenstellen. Füllen Sie es in ein schönes, großes Glas mit Schnappverschluss und stellen Sie es gut sichtbar in der Küche hin. Doch aufgepasst: Mit zunehmenden Anteilen an Nüssen, Rosinen etc. steigt der Kaloriengehalt an.

Obst der Jahreszeit bringt Abwechslung!

Verwenden Sie im Sommer frisches Beerenobst (z. B. Erd-, Himbeeren oder Johannisbeeren) oder Kirschen, Nektarinen, Pfirsiche, Aprikosen. Im Herbst bieten sich Weintrauben, Pflaumen oder Birnen an. In den Wintermonaten empfehlen wir Äpfel, Bananen, Apfelsinen, Mandarinen, Kiwis, gelegentlich Ananas und Mangos. Wenn es langweilig werden sollte, können Sie auch Tiefkühlobst (z. B. Beerenmischungen) verwenden.

Hirsemüsli

300 kcal/ 3 g Fett

3 EL	Hirsekörner, 30 g
5 EL	Dickmilch, 100 g
1 Stück	Obst (z. B. Banane, Kiwi, Mandarine), 150 g
1 TL	Honig oder Ahornsirup, 5 g
1 Prise	Zimt

1. Hirse in einem Sieb unter fließendem Wasser abspülen.
2. In 60 ml kochendes Wasser geben und 20 min kochen lassen.
3. Mit Dickmilch, Obst, Honig und Zimt vermischen.

Varianten:

- Statt Hirsekörner 4 EL Haferflocken verwenden (Porridge). — + 40 kcal/ 1,5 g Fett
- Gewürfeltes Trockenobst mitkochen (z. B. 2 Trockenpflaumen). — + 40 kcal/ 0,2 g Fett

Tipps zum Zeit sparen:

!

1. *Hirsekörner abends vorkochen und im Kühlschrank aufbewahren, das spart morgens Zeit.*
2. *Doppelte Menge Hirse kochen. Rest bis zum nächsten Tag im Kühlschrank aufbewahren.*

Buntes Käsebrötchen

250 kcal/ 11 g Fett

1	Tomate, 50 g
1	Vollkornbrötchen, 50 g
1 TL	Margarine oder Butter, 5 g
1 kl. Scheibe	Schnittkäse; 45% Fett i.Tr., 20 g
	Keimlinge oder Sprossen (z. B. Soja-, Alfalfa)

1. Tomate in Scheiben schneiden.
2. Eine Brötchenhälfte mit Margarine oder Butter bestreichen und mit Käse und Tomatenscheiben belegen.
3. Mit Sprossen bestreuen und mit der anderen Brötchenhälfte abdecken.

Varianten:

- Statt Sprossen frische gehackte Kräuter verwenden.
- Das Brötchen mit Salatblättern belegen.

Toast mit Pute und Pfirsich

210 kcal/ 6 g Fett

1	Pfirsich, 125 g
2 Scheiben	Vollkorntoast, 40 g
1 TL	Butter oder Margarine, 5 g
2 Scheiben	geräucherte Puten- oder Hähnchenbrust, 20 g

1. Den Pfirsich in Scheiben schneiden. Das Toastbrot toasten.
2. Toast mit Streichfett bestreichen. Mit der Putenbrust und dem Pfirsich belegen.

Variante:

+ 15 kcal/ 0 g Fett

- Toast dünn mit Honig bestreichen.

Milch-Obst-Shake

210 kcal/ 8,0 g Fett mit 3,5%iger Milch; 155 kcal/ 2 g Fett mit Buttermilch

1 Glas	Milch oder Buttermilch, 200 ml
1 Stück	Obst (z. B. Apfel, Apfelsine, Banane, Pfirsich), 150 g
1–2 TL	Zitronensaft

1. Milch oder Buttermilch und das Obst in einen Mixbecher geben.
2. Mit einem Pürierstab zu einem Milchshake verarbeiten. Evtl. mit etwas Zitronensaft abschmecken.

Bananen-Brot

220 kcal/ 2 g Fett

1 Scheibe	Vollkornbrot, 50 g
2 EL	körniger Frischkäse, 50 g
1	Banane, 150 g

1. Vollkornbrot mit körnigem Frischkäse bestreichen.
2. Banane in dünne Scheiben schneiden und darauf legen.

Varianten:

- Statt Zwiebel Lauchzwiebeln oder ein Stück Lauch verwenden.
- Mit frischem Ingwer würzen. Hierzu ein kleines Stück Ingwerwurzel in Würfel schneiden und vor dem Pürieren zugeben.

Tomatenaufstrich (15 EL)

20 kcal/ 1 g Fett pro EL

1 Pck.	Magerquark, 250 g
4 EL	Mineralwasser mit Kohlensäure
1 EL	Olivenöl, 10 g
2	Tomaten à 50 g, oder 1 kleine rote Paprika, 150 g
	frische Kräuter (z. B. Basilikum, Petersilie, Dill)
1	Knoblauchzehe
	Pfeffer, Salz

1. Den Quark mit Mineralwasser und Olivenöl glatt rühren.
2. Tomaten oder Paprika in kleine Würfel schneiden. Kräuter hacken.
3. Das Gemüse, die gehackten Kräuter und den ausgepressten Knoblauch unter den Quark heben. Mit den Gewürzen abschmecken.

!

Schmeckt auch als Dipp zu Rohkost (z. B. Möhren, Paprika, Kohlrabi).

Hält sich im Kühlschrank 1 bis 2 Tage

Apfel-Curry-Brotaufstrich (12 EL)

15 kcal/ 0,5 g Fett pro EL

1	Apfel, 150 g
2	Frühlingszwiebeln, 50 g
100 g	Frischkäse, Halbfettstufe, 30 % Fett i. Tr.
½ TL	Curry
	Zitronensaft, Pfeffer

1. Den Apfel grob raspeln, die Frühlingszwiebeln in kleine Ringe schneiden.
2. Alles mit dem Frischkäse vermischen und mit Curry, Zitronensaft und Pfeffer abschmecken.

!

Schmeckt auch als Dipp zu Rohkost!

Hält sich im Kühlschrank 1 bis 2 Tage.

Nettes für Zwischendurch – auch am Arbeitsplatz

1 Portion (ca. 150 – 250 kcal)

Geflügel-Brötchen mit Kräutercreme

155 kcal/ 2,5 g Fett

¼ Bund	gemischte Kräuter (z. B. Petersilie, Schnittlauch, Kerbel)
einige Blätter	Blattsalat oder Rucola
1	Tomate oder ein paar Gurkenscheiben, 50 g
1 EL	Jogurt, 15 g
½ TL	milder Senf
	Salz, Pfeffer
1	Vollkornbrötchen, 50 g
2 Scheiben	geräucherte Puten- oder Hähnchenbrust, 20 g

1. Kräuter fein hacken. Salatblätter waschen, trocken schütteln. Tomate in Scheiben schneiden.
2. Jogurt mit Senf und Kräutern glatt rühren. Mit Salz und Pfeffer abschmecken. Brötchenhälften damit bestreichen.
3. Brötchenhälften mit Salat, Tomaten- oder Gurkenscheiben und Puten- oder Hähnchenbrust belegen und nach Wunsch zusammenklappen.

Varianten:

- Statt Salatblätter Apfelscheiben verwenden.
- Statt Geflügelbrust Kochschinken verwenden.
- Statt Geflügelbrust eine Scheibe Räucherlachs verwenden. (+ 10 kcal/ 1 g Fett)

Italienischer Snack

180 kcal/ 10,5 g Fett

1	Tomate, 50 g
¼ Kugel	Mozzarella, 30 g
1 TL	Olivenöl
1 EL	Balsamicoessig
	Salz, Pfeffer, frische Basilikumblätter
1 Scheibe	Vollkorntoast, 20 g

Salatvariationen

2 Portionen (ca. 150–300 kcal pro Portion)

Bunter Salat (Grundrezept)

90 kcal/ 1,5 g Fett

½ Kopf	Blattsalat, 250 g
2	Tomaten, 100 g
½	gelbe Paprika, 100 g
½	rote Paprika, 100 g
100 g	Mais oder Kidneybohnen (Glas oder Konserve)

1. Salat und Gemüse mundgerecht zerkleinern und mit den übrigen Zutaten mischen.
2. Mit einem Dressing vermischen.

Varianten:

Folgendes zugeben:

- ¼ Salatgurke, 100 g — + 6 kcal/ 0,1 g Fett
- 1 Möhre, 100 g — + 13 kcal/ 0,1 g Fett
- ½ Fenchelknolle, 100 g — + 10 kcal/ 0,1 g Fett
- ½ Bund Rucola oder einige Basilikumblätter
- 1 EL grüne Oliven, 20 g — + 14 kcal/ 1,4 g Fett
- 25 g Schafskäse oder Mozzarella — + 30 kcal/ 2 g Fett
- mit 1 EL gerösteten Sonnenblumenkernen oder Sesamkörnern bestreuen — + 30 kcal/ 2,7 g Fett

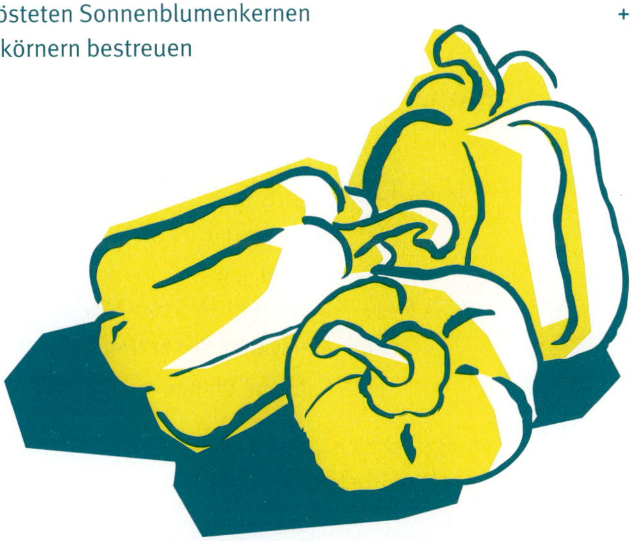

Salat-Dressings

Alle Zutaten für ein Dressing in ein Glas mit Schraubdeckel geben. Den Deckel gut verschließen und das Glas schütteln.

52 kcal/ 5 g Fett

Kräuter-Vinaigrette

1 EL	Rapsöl oder Olivenöl, 10 g
1 EL	Gemüsebrühe
1 EL	Essig
½ TL	Senf
2 EL	gehackte Kräuter (z. B. Schnittlauch, Petersilie, evt. Zitronenmelisse)
	Salz, Pfeffer
	evtl. 1 durchgedrückte Knoblauchzehe

Alle Zutaten gut verrühren.

Die Kräuter-Vinaigrette kann auch auf Vorrat hergestellt werden. Hierfür alle Zutaten vermischen und in einem gut verschlossenen Gefäß im Kühlschrank aufbewahren. Hält sich 3 bis 4 Tage.

65 kcal/ 4 g Fett

Mango-Dressing

¼	Mango, 70 g
½ Becher	Jogurt, 75 g
1 EL	Zitronensaft
1 TL	Rapsöl, 5 g
1 Prise	Ingwerpulver (oder frische Ingwerwurzel)
1 EL	gehackte Kräuter (Petersilie, Schnittlauch)
	Salz und Pfeffer

1. Mango schälen und in kleine Würfel schneiden und mit einer Gabel zerdrücken.
2. Mit den übrigen Zutaten vermischen und mit den Gewürzen abschmecken.

Meerrettich-Dressing

75 kcal/ 6,5 g Fett

½ Becher	Jogurt, 75 g
1 EL	Rapsöl oder Olivenöl, 10 g
1 MS	Curry
1 TL	Zitronensaft
1 TL	Meerrettich
½ TL	Senf
	Salz, Pfeffer

Alle Zutaten verrühren und abschmecken.

!

Hält sich im Kühlschrank 3 bis 4 Tage.

Jogurt-Kräuter-Sauce

40 kcal/ 2 g Fett

100 g	Jogurt
1 TL	Zitronensaft
½ TL	Senf
2 EL	frische, gehackte Kräuter
	Salz, Pfeffer

Alle Zutaten vermischen.

!

Hält sich im Kühlschrank 3 bis 4 Tage.

Wirsing-Orangen-Salat

100 kcal/ 6 g Fett

½ kleiner KopfWirsing oder Chinakohl, 450 g

½	Orange, 75 g
2 EL	Jogurt, 30 g
1 TL	Rapsöl oder Olivenöl, 5 g
1 TL	Zitronensaft
1 Prise	Nelkenpulver
	Salz, Pfeffer
1 EL	gehackte Haselnüsse, 10 g

1. Den Wirsing oder Chinakohl waschen und in feine Streifen schneiden. Orange schälen und würfeln.
2. Jogurt mit Öl verrühren und mit Zitronensaft, Nelkenpulver, Salz und Pfeffer abschmecken.
3. Dressing mit den Salatzutaten vermischen und mit gehackten Nüssen bestreuen.

Friséesalat mit Lachs

120 kcal/ 8 g Fett

½ Kopf	Friséesalat, 250 g
50 g	Kidneybohnen (Glas oder Konserve)
1	Frühlingszwiebel, 25 g
50 g	Räucherlachs, 2-3 Scheiben
1 EL	Rapsöl oder Olivenöl, 10 g
1 EL	Balsamicoessig
½ TL	Senf
	Knoblauch
	Salz, Pfeffer
	frische oder tiefgefrorene Kräuter

1. Friséesalat waschen und in mundgerechte Stücke zupfen.
2. Kidneybohnen abtropfen lassen. Frühlingszwiebel in Ringe und Lachs in Streifen schneiden.
3. Dressing aus Öl, Essig und Senf herstellen, mit durchgepresstem Knoblauch, Gewürzen und Kräutern abschmecken.
4. Friséesalat und Kidneybohnen mit dem Dressing vermischen und mit dem Lachs auf Tellern anrichten.

Indischer Salat

60 kcal/ 1,5 g Fett

1 kleine	Möhre, 50 g
½ Stange	Bleichsellerie, 50 g
1 Bund	Radieschen, 80 g
1 kleiner Kopf	Radicchio, 150 g
½	Kopfsalat, 250 g
3 EL	Jogurt, 50g
2 EL	Zitronensaft
	Salz
	evtl. etwas Zucker oder Honig
½	Apfel, 75 g

1. Gemüse und Apfel waschen. Möhre raspeln, Selleriestange in schmale Streifen, Radieschen in Scheiben schneiden. Radicchio- und Kopfsalatblätter in mundgerechte Stücke zupfen. Apfel grob raspeln.
2. Dressing aus Jogurt und Zitronensaft herstellen, mit Salz und Honig abschmecken. Alles vermischen und kurz durchziehen lassen.

1. Lauch schräg in Scheiben schneiden und in wenig Wasser 2 min dünsten. In ein Sieb abgießen und abtropfen lassen.
2. Frühlingszwiebeln, Petersilie und Ei klein schneiden.
3. Dressing aus Öl und Essig herstellen, klein gehacktes Ei, Petersilie, und Kapern zugeben, mit Salz und Pfeffer würzen.
4. Alles vermischen und 1 bis 2 Stunden ziehen lassen.

Linsen-Gemüse-Salat (am Vortag vorbereiten)

300 kcal/ 11 g Fett

75 g	braune Linsen (getrocknet)
2-3	Möhren, 250 g
125 g	Sellerieknolle
125 g	Erbsen (Tiefkühlkost)
1 kleine	Gewürzgurke, 20 g
1	Zwiebel, 50 g
½ Bund	Schnittlauch
½ Bund	Petersilie
1 Becher	saure Sahne, 150 g
1 EL	Gurkensud
	Saft einer halben Zitrone
	Salz, Pfeffer
1 EL	Sonnenblumenkerne, 10 g

1. Linsen mit heißem Wasser waschen und in 150 ml Wasser in ca. 45 bis 60 min gar kochen. 5 min vor dem Garende die tiefgekühlten Erbsen zugeben und mitgaren.
2. Möhren und Sellerie würfeln und in wenig Wasser dünsten.
3. Gewürzgurke in Scheiben schneiden und alles zusammen in eine Schüssel geben.
4. Zwiebel und Kräuter hacken.
5. Dressing aus saurer Sahne, Gurkensud und Zitrone anrühren, gehackte Zwiebel und Kräuter zugeben, mit Salz und Pfeffer abschmecken und über den Salat geben.
6. Mindestens 24 Std. im Kühlschrank durchziehen lassen.
7. Sonnenblumenkerne in einer heißen Pfanne kurz rösten. Den Salat mit den gerösteten Sonnenblumenkernen bestreuen.

!

Wenn die Linsen einige Stunden vorher eingeweicht werden, reduziert sich die Kochzeit.

Tomaten-Rucola-Salat mit Parmesan

120 kcal/ 8,5 g Fett

2	Tomaten, 100 g
1 Bund	Rucola, 50 g
3	frische Champignons, 60 g
1 EL	Balsamicoessig
1 EL	Rapsöl oder Olivenöl, 10 g
1	Knoblauchzehe
	Salz, Pfeffer
25 g	Parmesan

1. Tomaten vierteln, Rucola in mundgerechte Stücke und Pilze in Scheiben schneiden.
2. Für das Dressing Essig und Öl anrühren, durchgepressten Knoblauch zugeben, Salz und Pfeffer anrühren und erst kurz vor dem Anrichten über den Salat geben.
3. Gehobelten Parmesan darüber streuen.

Nudelsalat mit Basilikum

380 kcal/ 13 g Fett

100 g	Spiralnudeln (Vollkorn)
75 g	Schafskäse
¼ Bund	frisches Basilikum (etwa 3 Zweige)
100 g	Cherry-Tomaten
3 EL	Mais (Glas), 75 g
½ Becher	Jogurt, 75 g
1 TL	Rapsöl, 5 g
	Senf, Meerrettich
	Balsamicoessig
	Salz, Pfeffer

1. Nudeln bissfest garen.
2. Schafskäse würfeln, Basilikum fein hacken, Tomaten halbieren und alles mit Mais vermischen.
3. Dressing aus Jogurt, Öl, Senf, Meerrettich, Essig, Salz und Pfeffer anrühren und mit dem Nudelsalat vermischen.

Gebratene Champignons auf Rucola

160 kcal/ 5,5 g Fett

8	frische Champignons, 160 g
1	Zwiebel, 50g
1 EL	Rapsöl oder Olivenöl, 10 g
½ Bund	frische Petersilie (oder Tiefkühlkräuter)
	Salz, Pfeffer
½ Bund	Rucola
2 Scheiben	Vollkornbrot á 50 g oder 4 Scheiben Vollkorntoast

1. Champignons in Scheiben schneiden. Zwiebel würfeln und im Öl glasig dünsten. Zum Schluss gehackte Petersilie, etwas Salz und Pfeffer dazugeben.
2. Das Brot oder den Toast toasten. Den Rucola zerkleinern und auf das getoastete Brot legen. Die gebratenen Champignons darauf anrichten.

Winterlicher Rohkostsalat

170 kcal/ 9,5 g Fett

1 EL	Rapsöl oder Olivenöl, 10 g
1 EL	Zitronensaft
1	Apfel, 150 g
½ Stange	Lauch, 75 g
25 g	Feigen, getrocknet
1 EL	Walnüsse , 12 g
	Salz, Pfeffer

1. Das Öl mit dem Zitronensaft verrühren. Apfel mit Schale in dünne Scheiben schneiden, zum Zitronen-Öl geben und sofort unterheben.
2. Lauch in dünne Scheiben schneiden, Feigen würfeln, Walnüsse hacken und alles untermischen.
3. 30 min durchziehen lassen.

Suppen für jede Gelegenheit

2 Portionen
(100-250 kcal pro Portion)

Gemüsesuppe (Grundrezept)

120 kcal/ 5 g Fett

500 ml	Gemüsebrühe
300 g	Gemüse (z. B. Möhren und/oder Lauch und/oder Brokkoli)
2	Kartoffeln, 120 g
1 EL	Rapsöl, Olivenöl oder Sahne, 10 g
¼ Bund	frische Petersilie
	Salz, Pfeffer, evtl. Curry, evtl. Ingwer

1. Gemüse und Kartoffeln in Würfel schneidenund in der Gemüsebrühe garen.
2. Kleingeschnittenes Gemüse und Kartoffeln in die kochende Brühe geben und 15 min gar kochen.
3. Die Suppe mit einem Pürierstab pürieren, Öl oder Sahne zugeben und mit den Gewürzen abschmecken. Mit gehackter Petersilie bestreuen.

Varianten:

Diese Zutaten in Würfel schneiden und in der Suppe miterwärmen.

- 75 g geräuchertes Forellenfilet (+ 45 kcal/ 1,3 g Fett)
- 75 g fettfrei gebratenes Lachsfilet (+ 85 kcal/ 6 g Fett)
- 75 g fettfrei gebratenes Geflügelfilet (+ 35 kcal/ 0,5 g Fett)
- 1 kleine Geflügelwurst, 50 g (+ 62,5 kcal/ 5 g Fett)

Gemüse-Kartoffel-Suppe

100 kcal/ 2 g Fett

600 ml	Gemüsebrühe
1 kleine Knolle	Sellerie, 300 g
½	Zwiebel, 25 g
1	Möhre, 100 g
½ Stange	Lauch, 75 g
3	Kartoffeln, 180 g
	evtl. Brühe zum Auffüllen
1 TL	Rapsöl, 5 g
	Pfeffer, Majoran
1	Bund frische Petersilie

1. Sellerie, Zwiebel, Möhren, Lauch und Kartoffeln würfeln und ca. 20 min in der Gemüsebrühe garen.
2. Gemüse mit Brühe pürieren. Evtl. mit weiterer Brühe bis zur gewünschten Konsistenz auffüllen. Rapsöl zugeben, mit Pfeffer und Majoran würzen und mit gehackter Petersilie bestreut servieren.

!

Schmeckt auch mit den beim Grundrezept aufgeführten Varianten!

Hülsenfrüchte-Eintopf mit Gemüse

190 kcal/ 6,5 g Fett

150 g	Hülsenfrüchte (z. B. Erbsen, rote oder weiße Bohnen)
500 ml	Wasser
	Kräuter (z. B. Oregano, Lorberblatt)
250 g	Gemüse (Möhren, Lauch, Paprika)
1	Zwiebel, 50 g
	Gewürze (z. B. Gemüsebrühe, Knoblauch, Koriander, Kümmel)
	Essig
	Salz
1 EL	Olivenöl, 10g
	frische Kräuter (z. B. Schnittlauch, Petersilie)

1. Hülsenfrüchte in 500 ml Wasser einweichen und zusammen mit den getrockneten Kräutern aufsetzen.
2. Gemüse und Zwiebel klein geschnitten nach ungefähr dreiviertel der Kochzeit dazugeben und alles gar kochen.
3. Mit den Gewürzen, Essig, etwas Öl und ggf. Salz abschmecken.

Varianten:

- Mit 4 EL saurer Sahne verfeinern. + 47 kcal/ 4 g Fett
- Mit 2 Scheiben gewürfeltem Lachsschinken (60 g) verfeinern. + 35 kcal/ 1 g Fett
- Mit 2 Putenwürstchen (100 g) ergänzen. + 53 kcal/ 2 g Fett

!

Die meisten Arten von getrockneten Hülsenfrüchten sollten vor dem Kochen eingeweicht werden. Große Varianten (z. B. weiße oder rote Bohnen, Erbsen, Kichererbsen) sollten 12 Stunden quellen. Kleinere Varianten (z. B. Linsen) brauchen nicht eingeweicht zu werden. Die Kochzeit beträgt je nach Größe 30 bis 90 Minuten. Wenn es schnell gehen soll, können auch Hülsenfrüchte aus der Konserve (Glas, Dose) verwendet werden.

Curry-Bananen-Suppe

180 kcal/ 7 g Fett

1	Zwiebel, 50 g
1 TL	Rapsöl, 5 g
3 TL	Reisschrot (alternativ 3 TL Weizenmehl), 15 g
300 ml	Gemüsebrühe
1	Banane, 125 g
	Curry
100 ml	Milch

1. Zwiebel hacken und im Öl leicht andünsten.
2. Reisschrot oder Weizenmehl einrühren und mit der Gemüsebrühe auffüllen. Die zerdrückte Banane und etwas Curry hinzugeben. 10 min leicht köcheln lassen.
3. Zuletzt die Milch dazugeben.

Frühlingsgemüse-Suppentopf

200 kcal/ 8 g Fett

2	Zwiebeln, 100 g
1 TL	Rapsöl oder Olivenöl, 5 g
2	Möhren, 200 g
1 Stange	Lauch, 150 g
1 kleine	Sellerieknolle, 300 g
2	Kartoffeln, 120 g
500 ml	Gemüsebrühe
300 g	Blattspinat (frisch oder 150 g Tiefkühlware)
	Pfeffer
½ Bund	gemischte Kräuter (z. B. Petersilie, Sauerampfer, Schnittlauch)

1. Zwiebeln würfeln, Knoblauch hacken und beides in Öl andünsten. Klein geschnittene Möhren, Lauch und Sellerie dazugeben und mit andünsten. Kartoffeln würfeln und zufügen.
2. Mit Brühe ablöschen, pfeffern und ca. 15 min köcheln lassen.
3. Spinat waschen, in die Brühe geben und 5 min mit erhitzen.
4. Kräuter fein hacken und die Ränder der Suppenteller damit dekorieren.

Bremer Fischtopf

245 kcal/ 8,5 g Fett

300 g	festes Fischfilet (z. B. Seelachs)
	Salz, Zitronensaft
300 g	frisches Gemüse (z. B. Lauch, Brokkoli, Blumenkohl)
2	Kartoffeln, 120 g
1 kleines Stück	Knollensellerie, 125 g
1 TL	Rapsöl oder Olivenöl, 5 g
400 ml	Gemüsebrühe
	Salz, Pfeffer
1	Lorbeerblatt
4	Pimentkörner
½ Bund	Schnittlauch

1. Fisch mit Zitronensaft beträufeln, salzen und in große Würfel schneiden.
2. Gemüse und Kartoffeln ebenfalls würfeln, Sellerie raspeln. Alles in Öl andünsten und mit Brühe auffüllen. Mit Salz, Pfeffer, Lorbeerblatt und Pimentkörnern würzen und zugedeckt etwa 8 bis 10 min bei schwacher Hitze garen.
3. Fisch zugeben und weitere 10 min garen. Mit Schnittlauchröllchen bestreut servieren.

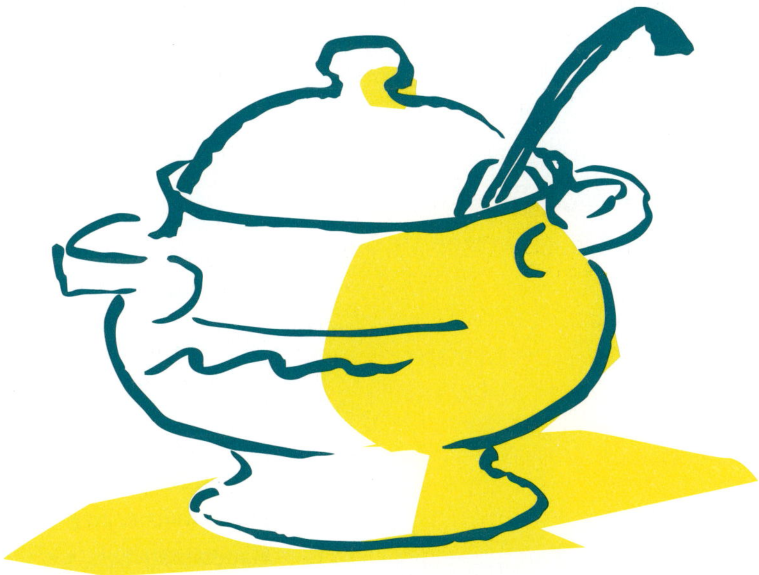

Sauerkrautsuppe

140 kcal/ 8 g Fett

1	Zwiebel, 50 g
1 EL	Rapsöl, 10 g
200 g	Sauerkraut
200 ml	Gemüsebrühe
100 ml	Apfelsaft
1	rote Paprikaschote, 250 g
	Pfeffer, mildes Paprikapulver
	Kümmelpulver
1	Knoblauchzehe
1 EL	Sahne, 15 g

1. Die Zwiebel würfeln und in Öl glasig dünsten.
2. Das Sauerkraut schneiden und hinzufügen, mit der Gemüsebrühe und dem Apfelsaft ablöschen.
3. Die Paprikaschote fein würfeln und in die Suppe geben. Alles zusammen 5 min bei mittlerer Hitze garen.
4. Mit Pfeffer, mildem Paprikapulver und etwas Kümmelpulver würzen. Die zerdrückte Knoblauchzehe hinzufügen. Zum Schluss die Sahne unterrühren.

Variante:

+ 41 kcal/ 0 g Fett

- Die Suppe kann auch püriert werden. Hierfür sollten noch 2 gekochte Kartoffeln hinzugefügt werden.

Kürbissuppe

210 kcal/ 8,5 g Fett

200 g	Kürbisfleisch
1	Möhre, 100 g
2	Kartoffeln, 120 g
½	Zwiebel, 25 g
1 EL	Rapsöl, 10 g
500 ml	Gemüsebrühe
	frisch geriebener Ingwer, Curry
	Pfeffer, Salz
1 EL	Crème fraîche, 20 g
1 TL	Mandelblättchen, 5 g

1. Das Kürbisfleisch, die Möhren und die Kartoffeln in Würfel schneiden.
2. Die Zwiebel fein hacken und in dem Öl glasig dünsten, die Gemüse- und Kartoffelwürfel dazugeben und ebenfalls anschwitzen, mit Gemüsebrühe auffüllen und bei kleiner Flamme ca. 10 min köcheln lassen.
3. Alles pürieren und mit Ingwer, Curry, Pfeffer und Salz abschmecken.
4. Auf dem Teller mit einem TL Crème fraîche und den leicht gebräunten Mandelblättchen anrichten.

Varianten:

- Statt mit Ingwer und Curry mit Majoran würzen.
- Statt Mandelblättchen pro Person 1 kleine Scheibe geräucherten Lachs würfeln und in den Suppenteller geben.

+ 20 kcal/ 1,8 g Fett

Bihunsuppe

125 kcal/ 1 g Fett

½ l	Wasser
60 g	Hähnchenfilet
1	Zwiebel, 50 g
1 kleines Stück	Sellerie, 125 g
½	rote Paprika, 100 g
2 EL	Sojasauce
	frisch geriebener Ingwer
½ TL	Zucker
	Salz, Chilipulver
40 g	Glasnudeln
1 EL	Apfelessig

1. Wasser zum Kochen bringen.
2. Hähnchenfilet würfeln, Zwiebel hacken, Sellerie und Paprika in Würfel schneiden.
3. Fleisch und Gemüse mit Sojasauce, Ingwer, Zucker, Salz und Chilipulver in das kochende Wasser geben und 15 min garen.
4. Glasnudeln zur Suppe geben, 5 min ziehen lassen und Apfelessig unterrühren.

Bunte Gemüsepfannen mit und ohne Fleisch bzw. Fisch

2 Portionen (150–450 kcal pro Portion)

Gemüse-Reis-Pfanne (Grundrezept)

300 kcal/ 11,5 g Fett

1	Zwiebel, 50 g
1	Knoblauchzehe
3 TL	Olivenöl, 15 g
100 g	Naturreis
250 ml	Gemüsebrühe
300-400 g	Gemüse (z. B. Möhren, Brokkoli, Lauch, Paprika, Mais, Erbsen)
	Salz, Pfeffer, Curry
	frische Kräuter (z. B. Petersilie, Schnittlauch)

1. ½ Zwiebel und den Knoblauch fein hacken und in 1 EL Öl andünsten.
2. Den Reis im Sieb unter heißem Wasser waschen, zu den gedünsteten Zwiebeln geben, durchrühren, mit Gemüsebrühe angießen, aufkochen und den Reis bei geringer Hitze 30–40 min kochen.
3. Die andere ½ Zwiebel und das Gemüse würfeln.
4. Zwiebel in 1 TL Öl andünsten, das Gemüse portionsweise zugeben, zunächst Möhren, Broccoli, Lauch, ca. 5 min dünsten, zuletzt Paprika, Erbsen und Mais, weitere 5 min dünsten.
5. Zum Schluss Gemüse und Reis vermischen und mit den Gewürzen und frischen Kräutern abschmecken.

Varianten:

- 150 g Putenfilet würfeln, anbraten und zugeben. (+ 75 kcal/ 2 g Fett)
- 150 g Lachsfilet würfeln und in den letzten 10 min zum Gemüse geben und mitgaren. (+ 165 kcal/ 11,5 g Fett)
- 100 g frische oder 25 g getrocknete Pilze (eingeweicht) zugeben. (+ 7,5 kcal/ 0 g Fett)

1. Reis in 200 ml kochendes Wasser geben und nach Anweisung kochen.
2. Fisch waschen, trocken tupfen, mit Zitronensaft beträufeln, salzen und pfeffern und in Stücke schneiden.
3. Zwiebel würfeln, im Öl glasig dünsten, Mehl darüber streuen und mit Brühe ablöschen. Milch zufügen und aufkochen lassen.
4. Paprika würfeln, Möhren in Scheiben schneiden, dazugeben und ca. 8 min garen. Fischstücke und Spinat zugeben und mit geschlossenem Deckel weitere 10 min bei kleiner Hitze garen.
5. Mit Pfeffer, Salz und gehacktem Dill abschmecken. Dazu den gekochten Reis servieren.

Kichererbsen-Reis-Pfanne

415 kcal/ 10 g Fett

4 EL	**Kichererbsen, gekocht, 60 g**
100 g	**Naturreis**
½	**Gemüsezwiebel, 125 g**
1 EL	**Rapsöl oder Olivenöl, 10 g**
1 ½	**Bananen, 200 g**
2 EL	**grob gehackte Cashew-Kerne (ersatzweise Mandeln), 20 g**
2 EL	**Sojasauce**
	Curry
	Salz, Pfeffer
	Zitronenmelisse, Petersilie

1. Die Kichererbsen über Nacht einweichen und am nächsten Tag in ca. 1 Stunde gar kochen.
2. Reis in 200 ml kochendes Wasser geben und nach Anweisung kochen.
3. Zwiebel würfeln und im Öl glasig dünsten. Die in Scheiben geschnittenen Banane, die Cashew-Kerne und die Kichererbsen dazugeben und weitere 5 min dünsten.
4. Zum Schluss den gekochten Reis unterheben. Mit Sojasauce und den Gewürzen abschmecken.

Kichererbsen etwa 3 Tage vorkeimen lassen, dann brauchen sie nicht mehr gekocht zu werden. *(→ S. 137).*

!

Kidneybohnen-Pfanne

280 kcal/ 15 g Fett

1	Zwiebel, 50 g
1	Peperoni
2	Möhren, 200 g
1 Stange	Lauch, 150 g
1	rote Paprikaschote 200 g
1	grüne Paprikaschote, 200 g
2 EL	Rapsöl oder Olivenöl, 20 g
100 ml	Gemüsebrühe
300 g	Kidneybohnen (Glas oder Konserve)
2 EL	Tomatenmark, 40 g
50 g	saure Sahne
	Knoblauch, Paprikapulver, Salz, Pfeffer
1 Bund	frische Kräuter (z. B. Petersilie, Schnittlauch)

1. Die Zwiebel und Peperoni fein hacken, Möhren und Lauch in Scheiben schneiden, Paprikaschoten würfeln.
2. Das Öl in einem Topf oder einer Pfanne erhitzen und die Zwiebeln andünsten. Zunächst die Möhren und den Lauch dazugeben, nach ca. 10 min die Paprikawürfel mitdünsten. Je nach Bedarf Gemüsebrühe zugeben. Zum Schluss die abgetropften Bohnen und das Tomatenmark hinzu geben. Mit den Gewürzen abschmecken.
3. Auf jede Portion einen Klecks saure Sahne geben und die gehackten Kräuter darüber streuen.

Varianten:

- Schmeckt auch mit frischen grünen Bohnen anstatt mit Kidneybohnen.
- Statt saurer Sahne 50 g Schafskäse zugeben. (+ 7,5 kcal/ 0,5 g Fett)

Pastavariationen

2 Portionen (250 – 420 kcal pro Portion)

Nudeln mit Tomatensauce (Grundrezept)

300 kcal/ 9 g Fett

100 g	Nudeln (Vollkorn)
1 kleine	Zwiebel, 25 g
1 EL	Olivenöl, 10 g
5	Tomaten oder eine Packung Tomatenpüree, 250 g
	Oregano oder Thymian (frisch oder getrocknet)
1 TL	Essig oder Sherry
	Salz, Pfeffer, evtl. Knoblauch
2 EL	geriebener Parmesan, 20 g

1. Nudeln bissfest garen.
2. Zwiebel würfeln und im Öl andünsten.
3. Gewürfelte Tomaten oder Tomatenpüree und Kräuter zugeben und köcheln lassen.
4. Mit Essig oder Sherry und den Gewürzen abschmecken.
5. Sauce über die Nudeln geben und mit Parmesan bestreuen.

Varianten:

- Zum Schluss 50 g gewürfelten Schafskäse und 25 g grüne Oliven ohne Kern zur Sauce geben. — + 75 kcal/ 6,5 g Fett
- 100 g Champignons in Scheiben schneiden und 5 min vor dem Garende in der Sauce mitkochen lassen. — + 7,5 kcal/ 0,1 g Fett
- ½ gelbe Paprika und 1 Möhre in Würfel schneiden und mit der Zwiebel andünsten. Anschließend Tomaten oder Tomatenpüree zugeben. — + 30 kcal/ 0,1 g Fett
- 100 g Hackfleisch mit den Zwiebeln anbraten, anschließend Tomaten oder Püree zugeben. — + 100 kcal/ 7 g Fett
- ½ Dose Thunfisch im eigenen Saft mit einer Gabel auseinander zupfen und zum Schluss zur Sauce geben. — + 85 kcal/ 6 g Fett
- 1 EL Sahne oder Creme fraîche zugeben. — + 15 kcal/ 1,5 g Fett
- Sauce statt mit Kräutern mit einer Prise Zimt würzen.
- Kurz vor dem Anrichten frische Basilikumblätter zur Sauce geben.

320 kcal/ 10 g Fett

Rigatoni mit Parmaschinken

100 g	Rigatoni (Vollkorn)
1	Frühlingszwiebel, 25 g
½	rote Paprika, 100 g
½	gelbe Paprika, 100 g
75 g	Parma- oder Lachsschinken
1	Knoblauchzehe
1 EL	Olivenöl, 10 g
50 g	Frischkäse, 30% Fett i.Tr.
50 ml	Milch
1 EL	fein gehackter Thymian
	Pfeffer, Salz

1. Rigatoni bissfest garen.
2. Frühlingszwiebel, Paprika und Schinken in Streifen schneiden, Knoblauch hacken.
3. Frühlingszwiebeln im Olivenöl bei mittlerer Hitze glasig dünsten. Knoblauch und Paprikastreifen zufügen und 5 min mitdünsten.
4. Frischkäse und Milch unterrühren.
5. Schinkenstreifen und Thymian zur Sauce geben, salzen und pfeffern und zum Schluss die Nudeln unterheben.

Variante:

- 25 kcal/- 6 g Fett

- Statt Paprika und Schinken 75 g gewürfeltes Lachsfilet verwenden. Dieser wird mit den Frühlingszwiebeln angedünstet.

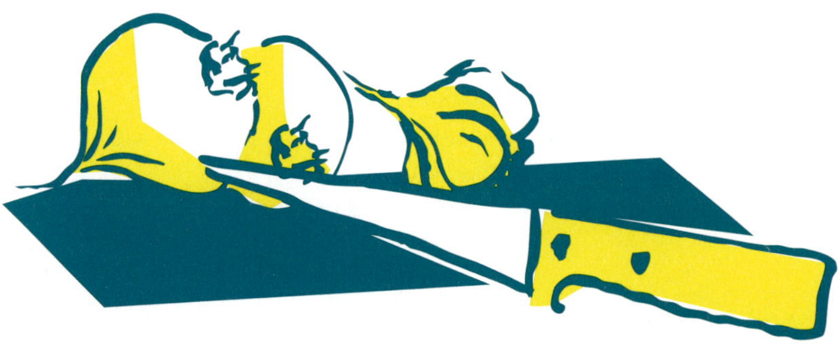

Penne mit Spinat und Lachs

280 kcal/ 8 g Fett

100 g	Penne (Vollkorn)
1	Zwiebel, 50 g
1	Knoblauchzehe
1 EL	Rapsöl oder Olivenöl, 10 g
300 g	Blattspinat (TK)
2 EL	Frischkäse, 30% Fett i. Tr., 30 g
	Salz, Pfeffer
50 g	Räucherlachs

1. Nudeln bissfest garen.
2. Zwiebeln und Knoblauch würfeln, in Öl andünsten, Spinat zugeben, ca. 10 min erhitzen, evt. etwas Wasser zugeben.
3. Frischkäse einrühren. Salzen und pfeffern.
4. Lachs in Streifen schneiden und unterheben. Spinat-Lachs-sauce über die Nudeln geben.

Gemüse-Nudeln mit Schafskäse

340 kcal/ 13 g Fett

100 g	Nudeln (Vollkorn)
1 Stange	Lauch, 150 g
1	rote Paprika, 200 g
1 EL	Rapsöl oder Olivenöl, 10 g
50 ml	Gemüsebrühe
60 ml	Milch
1 EL	Frischkäse mit Kräutern, 30% Fett i.Tr., 15 g
50 g	Schafskäse
	Petersilie oder Basilikumblätter

1. Nudeln bissfest garen.
2. Lauch und Paprika in dünne Streifen schneiden und in Öl ca. 5 bis 10 min dünsten.
3. Milch und Frischkäse in das Gemüse geben, Gemüsebrühe und Nudeln zufügen.
4. Mit gewürfeltem Schafskäse, gehackter Petersilie oder Basilikum bestreuen.

380 kcal/ 10 g Fett

Nudeln mit Lamm-Ratatouille

100 g	Nudeln (Vollkorn)
½	Aubergine (oder 1 kleine), 100 g
½	Zucchini (oder 1 kleine), 125 g
3	Tomaten, 150 g
100 g	frische Champignons
100 g	Lammfilet (ersatzweise Rindfleisch)
1	Zwiebel, 50 g
1 EL	Rapsöl oder Olivenöl, 10 g
	Salz, Pfeffer
1 TL	Rosmarin
200 ml	Gemüsebrühe
	Salz, Pfeffer, Cayennepfeffer

1. Nudeln bissfest garen.
2. Auberginen, Zucchini, Tomaten würfeln, Champignons in Scheiben und Fleisch in Streifen schneiden. Zwiebel hacken.
3. Filetstücke in dem heißen Öl 5 bis 8 min braten, anschließend salzen und pfeffern. Herausnehmen und warm halten.
4. Gemüse, Zwiebeln und Rosmarin im verbliebenen Bratfett andünsten. Mit der Brühe ablöschen und 10 min garen. Lammfleisch wieder zufügen und miterwärmen.
5. Alles mit Salz, Pfeffer und Cayennepfeffer kräftig abschmecken und zu den Nudeln anrichten.

Spaghetti mit Kirschtomaten

130 kcal/ 4,5 g Fett

100 g	Spaghetti (Vollkorn)
250 g	Kirschtomaten
5	schwarze Oliven, 15 g
2	Knoblauchzehen
1 EL	Rapsöl oder Olivenöl, 10 g
½ Bund	frischer Rosmarin
	Cayennepfeffer

1. Spaghetti bissfest garen.
2. Kirschtomaten und Oliven würfeln.
3. Knoblauchzehen fein hacken und in heißem Öl in einer beschichteten Pfanne andünsten.
4. Kirschtomaten, Oliven und Rosmarin in die Pfanne geben, Nudeln untermengen und mit Cayennepfeffer würzen.

Spaghetti mit Pesto

270 kcal/ 11,5 g Fett

100 g	Spaghetti (Vollkorn)
1 ½ Bund	Basilikum
1 ½ TL	gehackte Nüsse oder Mandeln, 8 g
2	Knoblauchzehen
1 EL	Olivenöl, 10 g
3 EL	Gemüsebrühe
2 EL	geriebener Parmesan, 20 g
	Salz, Pfeffer

1. Nudeln bissfest garen.
2. Basilikum sehr fein hacken und mit Nüssen, gepresstem Knoblauch, Öl, Brühe und Parmesan verrühren. Mit Salz und Pfeffer abschmecken.
3. Nudeln mit Pesto anrichten.

Herzhafte Pfannkuchen 2 Portionen (230 – 320 kcal pro Portion)

Pizzapfannkuchen

240 kcal/ 11,5 g Fett

50 g	Weizenvollkornmehl
1	Ei, 60 g
2 EL	Mineralwasser
50 ml	Milch
	Salz
2	Tomaten, 100 g
½	Paprika, 100 g
200 g	Zucchini
1 EL	Rapsöl, 10 g
	Salz, Pfeffer
20 g	Edamer, 30 % Fett i.Tr.
½ TL	Oregano
½ EL	frisch gehackte Kräuter

1. Das Mehl mit dem Ei, dem Mineralwasser und der Milch zu einem glatten Teig verrühren und mit Salz würzen.
2. Tomaten in Scheiben, Paprika in Streifen und Zucchini in Würfel schneiden.
3. Pro Pfannkuchen 1 TL Öl in der Pfanne erhitzen und die Hälfte des Teiges in die heiße Pfanne gießen und Hitze drosseln.
4. Gemüse auf den Pfannkuchen gleichmäßig verteilen, salzen und pfeffern, Käse und Kräuter drüberstreuen und bei geschlossener Pfanne backen, bis der Käse Fäden zieht.

Variante:

- Statt der Tomaten kann auch Tomatenpüree verwendet werden.

Kartoffel-Tortillas

260 kcal/ 8,5 g Fett

400 g	Kartoffeln
2	gelbe Paprika, 400 g
4	Tomaten, 200 g
2	Knoblauchzehen
1 EL	Rapsöl, 10 g
	Paprikapulver
75 ml	Gemüsebrühe
1	Ei, 60 g
	Pfeffer, Salz
	Schnittlauch

1. Kartoffeln mit Schale garen, pellen und in Scheiben schneiden.
2. Paprika und Tomaten in Streifen schneiden, in ½ TL Öl andünsten, mit Paprikapulver bestäuben, mit Brühe übergießen und bissfest garen. Mit ausgepressten Knoblauchzehen würzen.
3. Das Ei schaumig schlagen.
4. 2 Tortillas backen: Eine beschichtete Pfanne mit ½ TL Öl einpinseln, die Hälfte der Kartoffelscheiben darin verteilen, mit etwas Pfeffer und Salz würzen. Die halbe Gemüse-Ei-Masse über die Kartoffeln geben und ein paar Minuten stocken lassen. Diesen Vorgang noch einmal wiederholen.
5. Mit Schnittlauchröllchen garniert servieren.

Variante:

- Gesamte Masse in eine große Pfanne geben und anschließend teilen.

Hirsepfannkuchen mit Spinatfüllung

370 kcal/ 18 g Fett

50 g	Hirse
50 g	Weizen
175 ml	Milch
2	Eier, 120 g
	Salz, Pfeffer
1 EL	Rapsöl, 10 g
	Für die Füllung:
300 g	frischer Spinat (alternativ Tiefkühlware)
1	Zwiebel, 50 g
1	Knoblauchzehe
1 TL	Olivenöl, 5 g
	Gemüsebrühe
	Muskat, Pfeffer, Salz
75 g	Schafskäse
2 EL	Sahne, 30 g

!

Weizen können Sie im Naturkostladen oder Reformhaus frisch mahlen lassen.

1. Die Hirse und Weizen fein mahlen. (Alternativ: Weizenvollkornmehl einsetzen.) Die Milch leicht anwärmen. Die Eier schaumig schlagen, das Mehl und die Milch zugeben und mit Salz und Pfeffer würzen.
2. Den Teig 30 min quellen lassen.
3. Währenddessen den Spinat putzen und waschen. Die Zwiebel und den Knoblauch fein würfeln und beides in 1 EL Olivenöl anschwitzen, Spinat zugeben und 5 bis 10 min bei wenig Hitze zusammenfallen lassen. Nach Bedarf etwas Gemüsebrühe zugeben. Mit Pfeffer, Salz und Muskat abschmecken.
4. Nun in heißem Öl 4 dünne Pfannkuchen backen.
5. Die Pfannkuchen mit Spinat und Schafskäsewürfel füllen, in eine feuerfeste Form legen, mit etwas Sahne beträufeln und 10 min bei 200 °C überbacken.

Variante:

- Statt Spinat Brokkoli verwenden.

Blumenkohl-Grünkern-Auflauf

290 kcal/ 11 g Fett

½	Blumenkohl, etwa 750 g
	Salz
½	Zitrone
50 g	Grünkern
125 ml	Gemüsebrühe
	Butter zum Fetten der Auflaufform
100 g	Magerquark
1	Ei, 60 g
2 EL	Milch, 20 g
	Salz, Pfeffer, Muskat
½ Bund	Schnittlauch

1. Blumenkohl in Röschen zerteilen und in wenig Salzwasser und Zitronensaft ca. 10 min dünsten. Grünkern in ca. 125 ml Gemüsebrühe etwa 40 min garen.
2. Eine Auflaufform fetten, Blumenkohl und Grünkernkörner hineingeben.
3. Quark mit Ei, Milch, Salz, Pfeffer, Muskat und geschnittenem Schnittlauch verrühren und über den Blumenkohl und Grünkern geben.
4. Im vorgeheizten Backofen bei 200 °C ca. 20 min überbacken.

Variante:

- Statt Blumenkohl Brokkoli nehmen und mit 50 g Schafskäse mischen. + 60 kcal/ 4,5 g Fett
- Statt Grünkern Naturreis verwenden.

Indisches Hähnchen mit Curryreis

420 kcal/ 15 g Fett

100 g	Naturreis
200 ml	Wasser
	Salz, Curry
2	Hähnchenschenkel, etwa 200 g
	Salz, Pfeffer, Paprikapulver
1 TL	Öl, 5 g
50 ml	Gemüsebrühe
1	Zwiebel, 50 g
½	Apfel, 75 g
200 g	Lauch
1	Knoblauchzehe
½ EL	Curry
½ EL	Paprikapulver
	Chilipulver
	Salz, Pfeffer
½ EL	Tomatenmark
1 TL	(Balsamico-)Essig
1 EL	Sojasauce

1. Reis in 200 ml Wasser ca. 30 bis 40 min garen, anschließend mit Salz und Curry abschmecken.
2. Hähnchenschenkel waschen, trocknen, mit Salz, Pfeffer und Paprikapulver würzen und in einer Pfanne mit Öl anbraten. Mit etwas Gemüsebrühe 20 min bei geschlossenem Deckel fertig garen.
3. Zwiebel und Apfel würfeln, Lauch in feine Ringe schneiden. Alles mit dem zerdrückten Knoblauch in die Pfanne geben und mit andünsten.
4. Mit Curry, Paprikapulver, Chilipulver, Pfeffer und Salz würzen. Tomatenmark, Essig, und Sojasauce zugeben und weitere 10 min dünsten.

!

Dazu einen Salat servieren.

Gefüllte Paprikaschoten vegetarisch

410 kcal/ 25 g Fett

1	Möhre, 100 g
50 g	Grünkern
1 EL	Rapsöl, 10 g
250 ml	Gemüsebrühe
½ Bund	Frühlingszwiebeln, etwa 75 g
50 g	Käse, 45 % Fett i. Tr. (z. B. Gouda, Emmentaler)
½ Bund	gehackte Petersilie
	Salz, Pfeffer
2	Paprikaschoten, rot oder gelb, 400 g
1 TL	Butter oder Margarine, 5 g
2 EL	Vollkornmehl, 20 g
40 ml	Sahne
25 ml	Milch
1 TL	Senf

1. Möhre schälen, vierteln und in dünne Scheiben schneiden oder grob raspeln.
2. Grünkern in Öl andünsten, Möhren zugeben, mit 125 ml Gemüsebrühe ablöschen und 20 min garen.
3. Frühlingszwiebeln in Ringe schneiden, diese mit 25 g Käse und der Hälfte der gehackten Petersilie unter die Grünkernmasse rühren, mit Salz und Pfeffer würzen.
4. Paprikaschoten längs halbieren und mit der Grünkernmasse füllen. Diese in eine gefettete Auflaufform setzen, mit dem restlichen Käse bestreuen, die restliche Brühe dazugeben und zugedeckt im Ofen bei 200 °C ca. 25 min garen.
5. Abdeckung entfernen und weitere 10 min backen.
6. Für die Sauce Mehl in Butter oder Margarine Fett anschwitzen, mit Sahne und Milch ablöschen und 5 min kochen.
7. Mit Salz, Pfeffer, Senf und der restlichen Petersilie würzen und zu den Paprikaschoten servieren.

Variante:

- Statt Grünkern Reis verwenden.

Peperonata

120 kcal/ 8 g Fett

1	rote Paprika, 200 g
1	gelbe Paprika, 200 g
4	Tomaten, 200 g
1	Zwiebel, 50 g
1	Knoblauchzehe
1 ½ EL	Weißweinessig
1 ½ EL	Olivenöl, 15 g
	Salz, Pfeffer, Cayennepfeffer

1. Paprika in große Stücke schneiden; Tomaten vierteln. (Wem die Haut nicht schmeckt, kann die Tomaten mit heißem Wasser überbrühen und die Haut abziehen.)
2. Zwiebel und Knoblauch in dünne Scheiben schneiden.
3. Öl in einem breiten Topf erhitzen, Zwiebeln glasig dünsten, Paprikastücke und Knoblauch dazu geben und anbraten. Weinessig darüber träufeln und einmal kräftig aufkochen.
4. Mit Salz, Pfeffer und Cayennepfeffer würzen, Tomaten untermischen und alles 20 min bei schwacher Hitze bissfest schmoren und abschmecken.

!

Dazu passen Reis (150 kcal pro Portion: 150 g gegart bzw. 50 g roh) oder Kartoffeln (100 kcal pro Portion: 150 g).

Bohnen-Möhren-Eintopf

200 kcal/ 5,5 g Fett

250 g	grüne Bohnen
200 g	Kartoffeln
1	Zwiebel, 50 g
1 ½	Möhren, 150 g
1	Knoblauchzehe
750 ml	Gemüsebrühe
2 EL	Weizenvollkornmehl, 20 g
1 TL	Sojasauce
1 TL	Bohnenkraut
1 EL	Rapsöl oder Olivenöl, 10 g

1. Die Bohnen in kochendem Wasser für 2 bis 3 min blanchieren.
2. Anschließend die Bohnen in Stücke schneiden, Kartoffeln und Zwiebeln würfeln, die Möhren in Scheiben schneiden und den Knoblauch zerdrücken.
3. Das Gemüse mit Gemüsebrühe etwa 30 min kochen. Danach das Weizenvollkornmehl mit etwas Wasser verrühren, dazugeben und aufkochen.
4. Den Eintopf mit Sojasauce und Bohnenkraut würzen und das Öl zugeben.

!

Wer lieber Butter mag, kann auch statt Öl einen EL Butter verwenden.

Grünkern-Bratlinge (6 Stück)

120 kcal/ 7 g Fett

pro Bratling

1	**Zwiebel, 50 g**
1½ EL	**Rapsöl, 15 g**
75 g	**Grünkern, grob geschrotet**
150 ml	**Gemüsebrühe**
1	**Lorbeerblatt**
½	**Möhre, 50 g**
½ Stange	**Lauch, 60 g**
1	**Ei, 60 g**
2 EL	**Semmelbrösel oder Weizenvollkornmehl, 20 g**
2 EL	**Petersilie**
	Salz, Pfeffer

1. Zwiebel würfeln, in 1 TL Rapsöl andünsten. Grünkernschrot dazu geben, kurz mitdünsten und dann mit der Gemüsebrühe ablöschen. Zusammen mit dem Lorbeerblatt aufkochen und bei geringer Energiezufuhr oder ausgeschalteter Platte ca. 15 min quellen lassen. Ab und zu umrühren.
2. Möhren raspeln, Lauch in feine Streifen schneiden und mit Ei, Bröseln, Petersilie, Salz und Pfeffer unter die Grünkernmasse rühren.
3. Die Masse etwas abkühlen lassen und in heißem Öl etwa 6 Bratlinge ausbacken.

Bratlinge im Backofen backen! Bratlinge formen und auf ein mit Fett bepinseltes Backblech setzen. Im Backofen bei 200 °C ca. 20 bis 30 min backen. So sparen Sie das Fett zum Braten.

!

– 15kcal/ – 1,5 g Fett

Desserts

2 Portionen (125 – 250 kcal pro Portion)

Obstsalat (Grundrezept)

125 kcal/ 1 g Fett

400 g	Obst nach Saison (z. B. Äpfel, Bananen, Ananas, Honigmelone)
2 TL	Honig, 10 g
2 EL	Zitronensaft

1. Obst in Würfel schneiden.
2. Den Honig mit ½ EL warmem Wasser auflösen, mit Zitronensaft vermischen und über den Salat geben.

Varianten:

- + 14 kcal/ 1,8 g Fett — mit ½ EL gehackten Nüssen oder Mandeln bestreuen
- + 15 kcal/ 1,5 g Fett — mit ½ EL Kokosflocken bestreuen
- + 12 kcal/ 0,8 g Fett — mit ½ EL geriebener Bitterschokolade bestreuen
- + 10 kcal/ 0,5 g Fett — mit einer Sauce aus 25 g Jogurt, 1 TL Sherry und 1 MS Vanillemark übergießen.

Jogurt-Beeren-Eis

155 kcal/ 5 g Fett

125 ml	Milch
125 g	Jogurt
200 g	tiefgefrorene Früchte, z. B. Heidelbeeren, Himbeeren
1 EL	Zucker oder Honig, 10 g

1. Milch, Jogurt, 150 g Früchte und Zucker bzw. Honig pürieren, bis eine cremige Masse entstanden ist. Eine halbe Stunde im Gefrierfach kühlen.
2. 50 g Früchte pürieren und als Sauce über das Eis verteilen.

Rhabarber-Quarkspeise

170 kcal/ 0,5 g Fett

500 g	Rhabarber
125 ml	Wasser
½ Pck.	Vanillepudding
1 MS	Vanillemark
6 EL	Zucker oder Honig, 60 g
150 g	Magerquark
1 kleine	Banane, 70 g

1. Rhabarber abziehen, in Würfel schneiden und in Wasser dünsten.
2. Puddingpulver mit etwas kaltem Wasser anrühren und in die kochende Rhabarbermasse einrühren und aufkochen lassen. Das Vanillemark in die Masse geben. Nach dem Kochen nach Geschmack süßen.
3. Quark mit Banane pürieren und unter die Rhabarbermasse rühren.

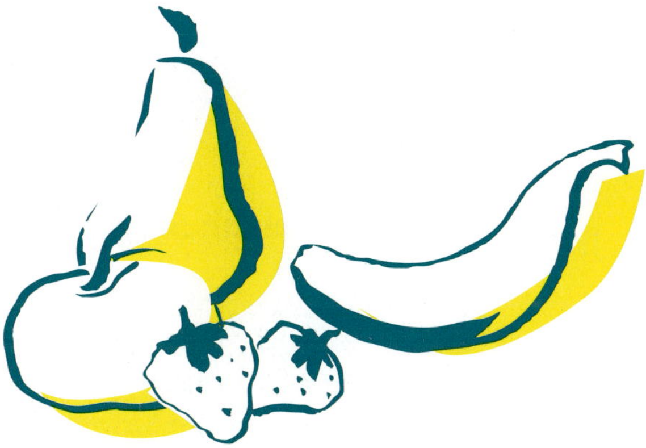

Obst-Quark

195 kcal/ 2 g Fett

125 g	Magerquark
	etwas Mineralwasser
125 g	Obst (z. B. Erdbeeren, Himbeeren, Johannisbeeren, Apfelsine oder Apfel)
2 EL	Haferflocken, 20 g

1. Magerquark mit etwas Wasser cremig rühren.
2. Mit dem klein geschnittenen Obst und den Haferflocken mischen.

Obstsalat mit Datteln

170 kcal/ 1 g Fett

- ½ Apfel, 75 g
- ½ Orange, 100 g
- 1 Kiwi, 80 g
- 1 Banane, 125 g
- ½ Mango, 125 g
- ¼ Honigmelone, 250 g
- 3 Datteln (oder andere Trockenfrüchte)
- 1 ½ Chicorée, 200 g
- Zitronensaft
- evtl. 1 TL Honig

1. Obst und Chicorée in Würfel schneiden, vermischen, mit Zitronensaft beträufeln und nach Belieben süßen.

Zimtäpfel mit Sahne

145 kcal/ 5,5 g Fett

- 2 feste Äpfel (z. B. Goldparmäne), 300 g
- 1 EL Zucker oder Honig, 10 g
- ½ TL gemahlener Zimt
- 2 EL süße Sahne, 30 g
- Öl für die Backform

1. Äpfel schälen, waagerecht halbieren, entkernen (am besten mit einem Kugelbohrer).
2. Apfelhälften mit der Schnittfläche nach oben in eine ausgefettete Backform legen.
3. Zucker und Zimt mischen und 1 EL über die Apfelhälften streuen. Sahne mit einem Esslöffel darüber träufeln.
4. Im vorgeheizten Backofen bei 200 °C ca. 15 bis 20 min backen. Dann den restlichen Zimtzucker darüber streuen, nochmals kurz in den Backofen schieben bis der Zucker karamellisiert ist.

Wichtig: Die Äpfel dürfen dabei weder zerfallen noch allzu braun werden!

Schnelles Weizen-Roggen-Mischbrot 2 Brote

ca. 120 kcal/ 2 g Fett
pro Scheibe (50 g)

1 ½	Würfel Hefe, 60 g
500 ml	lauwarmes Wasser
1 EL	Zucker oder Honig, 10 g
500 g	feines Weizenschrot
400 g	feines Dinkel- oder auch Weizenschrot
200 g	feines Roggenschrot
200 g	Weizenmehl Type 405
30 g	Sesam
30 g	Leinsamen
30 g	Haferflocken
60 g	Sonnenblumenkerne
500 ml	lauwarme Buttermilch
4 TL	Salz, 20 g

1. Die Hefe in dem lauwarmen Wasser mit etwas Zucker oder Honig auflösen und ca. 10 min stehen lassen.
2. Schrot, Mehl, Sesam, Leinsamen, Haferflocken und Sonnenblumenkerne mischen, die Hefelösung und die lauwarme Buttermilch nach und nach zugeben und alles 10 min gründlich durchkneten. Zum Schluss das Salz gut unterkneten.
3. Zwei Kastenformen fetten, den Teig darin verteilen, auf die mittlere Schiene des noch kalten Backofens stellen und bei 200 °C ca. 60 min backen.
4. Während der letzten 15 min die Brote aus den Formen nehmen und ohne Form weiterbacken.

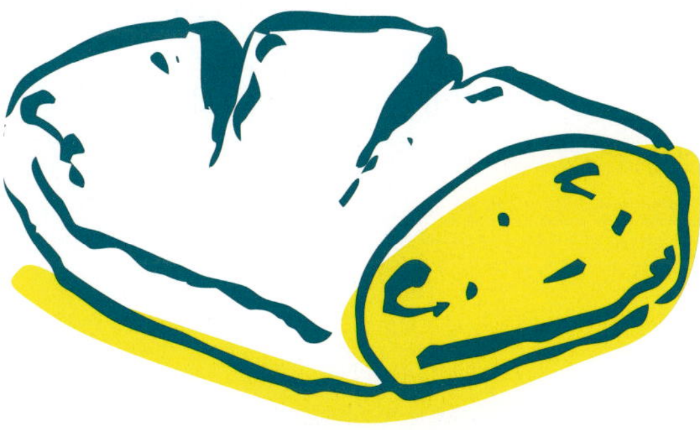

Vollkornbrötchen (20 Stück)

95 kcal/ 0,5 g Fett
pro Brötchen

30 g	Hefe
350 ml	lauwarmes Wasser (ca. 15 °C)
600 g	Weizenvollkornmehl
1 TL	Salz
	Öl für das Backblech
	evtl. ½ TL Anis
	evtl. ½ TL Fenchel

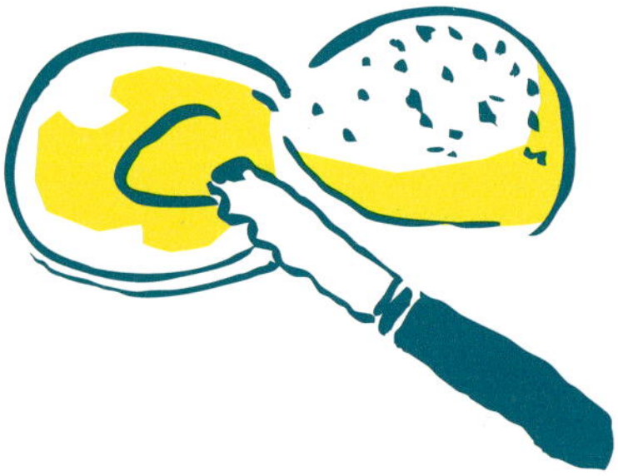

1. Die Hefe in lauwarmem Wasser auflösen, anschließend das Mehl mit der Hefelösung zu einem Teig verarbeiten und 5 bis 10 min kneten; 20 min an einem warmen Ort gehen lassen; das Salz zugeben und erneut 5 min kneten.
2. Ein Backblech einfetten oder mit Backpapier auslegen. Auf den Backofenboden ein flaches feuerfestes Gefäß mit kaltem Wasser stellen, damit bei reichlich Wasserdampf die Brötchen hoch aufgehen und die Kruste knusprig wird.
3. Eine Rolle aus dem Teig formen, 5 gleich große Stücke abschneiden und diese jeweils vierteln. Aus den Vierteln runde Kugeln formen und mit etwas Abstand auf das Backblech legen. Mit Wasser bestreichen, evtl. etwas Anis oder Fenchel darüber streuen. Dann die Brötchen mit einem Geschirrhandtuch abgedeckt an einem warmem Ort 5 bis 10 min gehen lassen.
4. Anschließend im vorgeheizten Backofen bei 220 °C 20 min backen.

Varianten:

+ 3 kcal pro Brötchen (+ 65 kcal gesamt)

- Die Brötchen vor dem Backen mit verdünntem Eigelb bestreichen und mit Sesam oder Sonnenblumenkernen bestreuen. Etwas andrücken.

+ 6,5 kcal pro Brötchen (+ 135 kcal gesamt)

- 50 g Rosinen unterkneten

Buttermilch-Apfelwaffeln (6 Stück)

145 kcal/ 3 g Fett pro Stück

2	Eier, 120 g
½	Vanillemark
1 Prise	Zimt
2 EL	Zucker oder Honig, 20 g
1 Prise	Salz
200 ml	Buttermilch
1	Apfel oder Birne, gerieben, 150 g
150 g	Mehl (Vollkorn oder mit Type 405 gemischt)
2 TL	Backpulver

1. Ein Ei trennen und das Eiweiß schaumig schlagen.
2. Das Eigelb und das zweite Ei mit Vanillemark, Zimt, Zucker oder Honig und Salz schaumig schlagen. Die Buttermilch und den geriebenen Apfel unterrühren.
3. Das Mehl mit dem Backpulver vermischen und unterrühren. Dann den Eischnee unterheben und die Waffeln in einem Waffeleisen ausbacken.

Varianten:

- Dazu pürierte Beeren (z. B. Erdbeeren, Himbeeren, Brombeeren) servieren. + 30 kcal/ 100 g
- Die Waffeln mit Obstquark (⇢ S. 193) füllen und aufrollen. + 20 kcal/ + 0,1 g pro EL

Buchweizenbisquit mit Obst (12 Stück)

155 kcal/ 5,0 g Fett pro Stück

4	Eier, 240 g
100 g	Zucker oder Honig
2 EL	heißes Wasser
	Vanillemark
150 g	Buchweizenmehl
	Für den Belag:
100 ml	Sahne
2 EL	Honig, 20 g
1 kg	Erdbeeren oder anderes Obst

1. Eier trennen. Eigelb, Honig oder Zucker, Wasser und Vanillemark zu einer Creme aufschlagen.
2. Das Buchweizenmehl unterrühren.
3. Eiweiß zu Eischnee schlagen und ebenfalls vorsichtig unter die Creme heben.
4. Die Masse auf ein gefettetes Backblech streichen und im vorgeheizten Backofen auf unterster Schiene bei 180 °C 20 min backen.
5. Den Teig auskühlen lassen. Die Sahne sehr steif schlagen, mit Honig süßen und auf den Biskuitboden streichen. Mit Erdbeeren bzw. dem Obst belegen und sofort servieren.

210 kcal/ 10 g Fett
pro Muffin

Heidelbeer-Muffins (ca. 15 Stück)

200 g	**Mehl (Vollkorn oder mit Type 405 gemischt)**
6 EL	**feine Haferflocken, 60 g**
2 TL	**Backpulver**
½ TL	**Natron**
2	**Eier, 120 g**
180 g	**brauner Zucker oder Honig**
120 ml	**Rapsöl**
	Vanillemark
300 g	**Jogurt**
200 g	**Heidelbeeren (frisch oder TK oder aus dem Glas)**
	Öl für die Backform oder 15 Papier-Backförmchen

Natron macht den Teig schön locker. Alternativ: ½ TL Backpulver

1. Mehl mit Haferflocken, Backpulver und Natron gut mischen.
2. In einer zweiten Schüssel die Eier aufschlagen und verquirlen, dann Zucker oder Honig, Öl, Vanillemark und Jogurt zugeben und gut verrühren.
3. Mehlmischung unterrühren; als letztes die Heidelbeeren abtropfen lassen und vorsichtig unter den Teig heben.
4. Den Teig in die eingefettete Muffinform oder in Papierförmchen füllen, auf der mittleren Schiene bei 180 °C ca. 20 bis 25 min goldgelb backen

Obsttorte (12 Stück)

120 kcal/ 2 g Fett
pro Stück

3	Eier, 180 g
80 g	Zucker oder Honig
3 EL	lauwarmes Wasser
150 g	Mehl (Vollkorn oder mit Type 405 gemischt)
½ TL	Backpulver
1 MS	Vanillemark
	Öl für die Backform
	Für den Belag:
800 g	Obst, z. B. Erdbeeren, Sauerkirschen, Himbeeren, Pfirsiche
1 Pck.	Tortenguss
250 ml	Wasser

1. Eier trennen. Eiweiß mit 20 g Zucker oder Honig steif schlagen. Eigelb mit Wasser schaumig schlagen, bis eine weißliche Crememasse entsteht.
2. Den Eischnee auf die Eigelbcreme geben, das mit dem Backpulver vermischte Mehl darüber sieben, Vanillemark zugeben und alles vorsichtig unter die Eigelbcreme ziehen.
3. Die Masse in eine gefettete Springform geben und 20 min bei 175 °C backen. Auskühlen lassen. Das Obst gleichmäßig darauf verteilen und den Tortenguss nach Packungsanweisung zubereiten und über das Obst verteilen.

! *Vanillezucker lässt sich leicht selbst herstellen, indem man 500 g Zucker zusammen mit 2 bis 3 Vanilleschoten in ein verschließbares Gefäß gibt und 1 bis 2 Wochen durchziehen lässt. Das Vanillearoma geht dabei auf den Zucker über.*

140 kcal/ 2,0 g Fett
pro Stück

Gebackener Käsekuchen (12 Stück)

3	Eier, 180 g
125 g	Zucker oder Honig
3 Pck.	Magerquark, 750 g
50 g	Mehl (Vollkorn oder mit Type 405 gemischt)
1 MS	Vanillemark
	abgeriebene Schale einer unbehandelten Zitrone
	Öl für die Backform
	Obst:
400 g	Johannisbeeren oder
300 g	Sauerkirschen (entsteint) oder
300 g	Äpfel (in Spalten geschnitten)

1. Eier trennen und das Eiweiß mit 20 g Zucker oder Honig steif schlagen.
2. Quark, Mehl, Vanillemark und Zitronenschale mit dem Rührbesen glatt rühren. Das gewünschte Obst und zum Schluss das geschlagene Eiweiß unterheben.
3. Die Käsemasse in eine gefettete Springform füllen und 60 bis 70 min bei 175 °C backen.

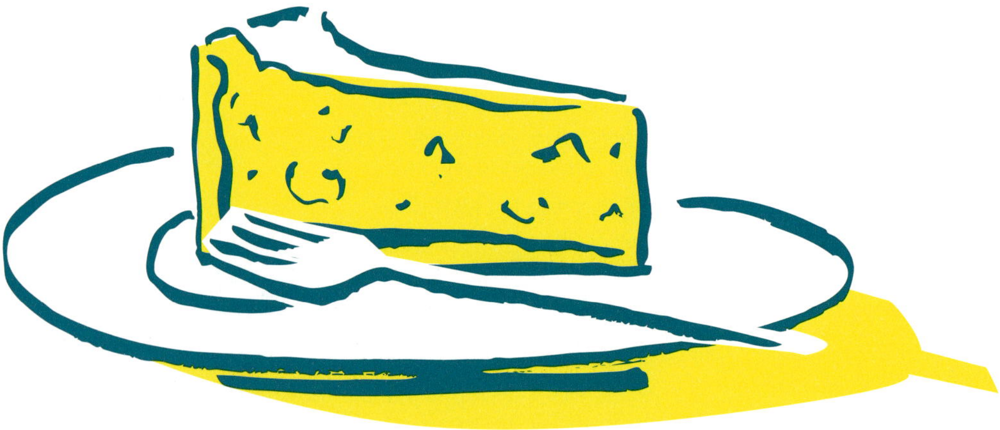

Bisquitrolle mit Quark und Erdbeeren (12 Stück)

175 kcal/ 3 g Fett
pro Stück

4	Eier
100 g	Zucker oder Honig
	etwas abgeriebene Schale einer unbehandelten Zitrone
1 MS	Vanillemark
4 EL	kaltes Mineralwasser
1 EL	Rum
150 g	Mehl (Vollkorn oder mit Type 405 gemischt)
	evtl. Puderzucker
	Für die Füllung:
400 g	Magerquark
100 g	Jogurt
1 MS	Vanillemark
75 g	Zucker oder Honig
1 EL	Zitronensaft
450 g	Erdbeeren

1. Eier trennen. Das Eigelb mit dem Zucker oder Honig, der Zitronenschale und dem Vanillemark schaumig schlagen. Das Mineralwasser, den Rum und das Mehl in die Schaummasse einrühren. Den Teig 20 min quellen lassen.
2. Das Eiweiß steif schlagen und unter den Teig heben.
3. Den Teig auf ein mit Backpapier ausgelegtes Backblech streichen und im vorgeheizten Backofen bei 180 °C etwa 10 bis 15 min backen.
4. Den Biskuit sofort nach dem Backen auf ein Küchenhandtuch stürzen, das Backpapier abziehen und auskühlen lassen.
5. Für die Füllung den Quark, Jogurt, Vanillemark, Zucker oder Honig und dem Zitronensaft verrühren und anschließend die geviertelten Erdbeeren unterheben. Den Teig füllen, aufrollen und leicht mit Puderzucker bestreuen.

Variante:

- Sie können auch anderes Obst der Jahreszeit verwenden, z. B. Himbeeren oder Johannisbeeren.

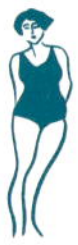

Anhang

Basisinformationen zum Energiebedarf	202
Gewichtsverlaufs-Kurve	204
Ernährungsprotokoll	205
Tagespläne (1.300, 1.500, 1.700, 2.000 kcal)	206
Schlankheitsmittel und Diäten – von A bis Z	210
Weiterführende Literatur/Links	214
Wichtige Anschriften	216
Rezeptregister	220
Impressum	224

Basisinformationen zum Energiebedarf

Der Energiebedarf des Menschen setzt sich zusammen aus dem Grundumsatz, dem Arbeitsumsatz und dem Energieverbrauch zur Verwertung der Nahrung (Thermogenese genannt). Unter bestimmten Bedingungen wie Wachstum, Schwangerschaft und Stillzeit wird zusätzliche Energie benötigt. Maßeinheit für den Energiebedarf und die Energiezufuhr sind Kilokalorien (kcal) oder Mega-Joule (MJ).

Unter dem **Grundumsatz (GU)** versteht man die Energiemenge, die bei völliger Ruhe und Entspannung, mindestens 12 Stunden nach der letzten Nahrungsaufnahme und bei einer Umgebungstemperatur, bei der keine Energie zur Regulierung der Körpertemperatur aufgewendet werden muss, benötigt wird. Es ist die Energie, die für alle lebensnotwendigen Körperfunktionen wie Gehirntätigkeit, Atmung, Herzschlag etc. verbraucht wird. Er stellt normalerweise den größten Teil des gesamten Energieverbrauchs dar. Der Grundumsatz ist u. a. abhängig von der Körperzusammensetzung, dem Körpergewicht und dem Alter.

Da Männer mehr Muskelmasse besitzen, ist ihr Grundumsatz um etwa 10 Prozent höher als der von Frauen und der von Jugendlichen ist um rund 20 Prozent höher als der von über 60Jährigen: Jugendliche zwischen 15 und 18 Jahren haben pro Tag einen Grundumsatz von etwa 25–27 kcal/kg Körpergewicht (KG), bei Personen über 65 Jahren beträgt er nur noch rund 21 kcal/kg KG pro Tag. Ein 16jähriges Mädchen mit einem Körpergewicht von rund 58 kg hat einen Grundumsatz von ca. 1500 kcal/Tag, eine 65jährige Frau mit etwa dem gleichen Gewicht einen von noch etwa 1200 kcal/Tag. Ein 16jähriger Junge mit einem Gewicht von 67 kg verbraucht als Grundumsatz rund 1800 kcal/Tag, ein 65jähriger Mann dagegen nur noch etwa 1400 kcal.

Ein weiterer großer Teil der täglich benötigten Energie, der sog. **Arbeitsumsatz**, wird bei körperlichen Aktivitäten verbraucht. Er ist abhängig von den beruflichen Tätigkeiten und dem Freizeitverhalten.

Die Richtwerte für die gesamt Energiezufuhr werden heute je nach Arbeitsschwere und Freizeitverhalten in der Regel als Mehrfaches des Grundumsatzes angegeben. Unter den üblichen Lebensbedingungen beträgt er zwischen dem 1,2- bis 2,4fachen des Grundumsatzes. So beträgt er bei alten und gebrechlichen Menschen etwa das 1,2fache des Grundumsatzes, bei Personen mit überwiegend sitzender Tätigkeit ohne anstrengende Freizeitaktivität etwa das 1,5fache und bei körperlich anstrengender Arbeit das 2,0- bis 2,4fache. Sportliche Betätigungen oder andere anstrengende Freizeitaktivitäten (4–5mal pro Woche etwa 30–60 Min.) können den Energieumsatz pro Tag zusätzlich um den Faktor 0,3 steigern.

Ungefähr 10 Prozent des gesamten täglichen Energiebedarfs werden für die sogenannte nahrungsinduzierte Thermogenese verbraucht. Darunter wird die Energie verstanden, die für die Umbauvorgänge der aus der Nahrung aufgenommenen Stoffe benötigt wird. Proteine steigern den Energiebedarf am stärksten, Fette am wenigsten.

Richtwerte für die durchschnittliche Energiezufuhr

Alter	Grundumsatz (kcal)		Energieumsatz je nach körperlicher Aktivität (Grundumsatz u. Arbeitsumsatz, kcal)		
	m	w	wenig	mittel	hoch
19 – 25 J.	1820	1390	1900 – 2500	2200 – 3300	2800 – 3600
25 – 51 J.	1740	1340	1900 – 2400	2100 – 3100	2700 – 3500
51 – 65 J.	1580	1270	1800 – 2200	2000 – 2800	2500 – 3200

(nach DGE: Referenzwerte für die Nährstoffzufuhr, 2000, S. 32.
Die Daten gelten für „Normmenschen“:Mann: 176 cm, 74 kg, Frau: 165 cm, 60 kg
(jeweils im Alter von 19 – 51 J., über 51 J. geringfügige Abzüge)

Gewichtsverlaufs-Kurve

Start

Zielgewicht

kg	Woche 1	Woche 2	Woche 3	Woche 4	Woche 5	Woche 6	Woche 7	Woche 8	Woche 9
	Datum	Datum	Datum	Datum	Datum	Datum	Datum	Datum	Datum

Kopiervorlage

Tragen Sie Ihr Startgewicht in das entsprechende Kästchen „Start“ ein. Jedes Kästchen in der Spalte ganz links steht für ein kg Gewichtsveränderung. Markieren Sie das jeweilige Gewicht von Woche zu Woche in der entsprechenden Wochenspalte (eine Genauigkeit von 500 g ist möglich) und verbinden Sie die Kreuze miteinander. Wünschenswert ist eine Kurve, die an keiner Stelle eine Aufwärtsbewegung zeigt, ein zeitweiliger Gewichtsstillstand (waagerechter Verlauf) ist unproblematisch.

Ernährungsprotokoll

vom ______________________

Uhrzeit	Getränke	Gemüse, Hülsenfrüchte	Obst	Brot, Nudeln, Reis, Kartoffeln	Milch, Käse Joghurt, …	Fleisch, Fisch, Eier, Wurst	Öle, Fette	Extras
	ml	g	g	g	g	g	g	
Gesamtmenge	ml	g	g	g	g	g	g	

Kopiervorlage

Abnehmen mit 1300 kcal pro Tag

<table>
<tr><th>Lebensmittelgruppe</th><th>Menge</th><th colspan="2">Empfehlungen</th></tr>
<tr><td></td><td></td><td>mit Fleisch, Fisch und Ei</td><td>vegetarische Ausrichtung</td></tr>
<tr><td>Getränke</td><td>1,5 – 2 l</td><td colspan="2">Trink- und Mineralwasser, Früchte- und Kräutertee, schwarzer und grüner Tee, Kaffee</td></tr>
<tr><td>Gemüse</td><td>500 g</td><td colspan="2">möglichst 200 g roh essen</td></tr>
<tr><td rowspan="2">Hülsenfrüchte</td><td rowspan="2"></td><td>mind. 1 Portion/Woche</td><td>2-3 Portionen /Woche</td></tr>
<tr><td colspan="2">(1 Portion = 150 g gegart/50 g Rohgewicht)</td></tr>
<tr><td>Obst</td><td>250 g</td><td colspan="2">möglichst roh essen</td></tr>
<tr><td>Brot</td><td>100 g</td><td colspan="2">2 Scheiben Vollkornbrot oder
1 Scheibe Vollkornbrot und
3 Scheiben Knäckebrot</td></tr>
<tr><td>Getreide</td><td>30 g</td><td>Getreideflocken (3 EL) oder
Müsli oder
1 Scheibe Vollkornbrot</td><td></td></tr>
<tr><td>Beilagen</td><td>180 g</td><td colspan="2">Kartoffeln oder 30 g Reis oder 30 g Nudeln
(roh gewogen)</td></tr>
<tr><td>Milch</td><td>150 ml</td><td colspan="2">Milch (1,5% Fett), Kefir, Buttermilch oder Dickmilch</td></tr>
<tr><td>Jogurt</td><td>100 g</td><td colspan="2">Jogurt oder 80 g Magerquark oder
70 g körnigen Frischkäse</td></tr>
<tr><td>Käse</td><td>40 g</td><td>Käse (30 % F. i.Tr.) oder
20 g Käse (30% F. i.Tr.) und
30 g fettarme Wurst oder
Schinken</td><td>40 g Käse
(30 % F. i. Tr.) oder
25 g Käse
(45 % F. i. Tr.)</td></tr>
<tr><td>Fleisch,
Fisch,
Eier</td><td>100 g</td><td>mageres Fleisch oder
150 g Seefisch oder
1 Ei</td><td>2 Eier pro Woche</td></tr>
<tr><td>Fette
Öle</td><td>5 g
10 g</td><td colspan="2">Diät-Margarine
Raps-, Oliven-, Soja- oder Walnussöl</td></tr>
<tr><td>Süßes,
Snacks und
Alkohol</td><td></td><td colspan="2">2 Stückchen Schokolade oder
25 g Salzstangen und
100 ml Bier oder Wein</td></tr>
</table>

Abnehmen mit 1500 kcal pro Tag

Lebensmittelgruppe	Menge	Empfehlungen: mit Fleisch, Fisch und Ei	Empfehlungen: vegetarische Ausrichtung
Getränke	1,5 – 2 l	Trink- und Mineralwasser, verdünnte Säfte, Früchte- und Kräutertee, schwarzer und grüner Tee, Kaffee	
Gemüse	500 g	möglichst 200 g roh essen	
Hülsenfrüchte		mind. 1 Portion/Woche (1 Portion = 150 g gegart/50 g Rohgewicht)	2-3 Portionen/Woche
Obst	250 g	möglichst roh essen	
Brot	100 g	2 Scheiben Vollkornbrot *oder* 1 Scheibe Vollkornbrot und 3 Scheiben Knäckebrot	
Getreide	30 g	Getreideflocken (3 EL) *oder* Müsli *oder* 1 Scheibe Vollkornbrot	**und** 30 g Getreideschrot (z. B. Grünkern für Bratlinge)
Beilagen	180 g	Kartoffeln *oder* 40 g Reis *oder* 40 g Nudeln (roh gewogen)	
Milch	150 ml	Milch, Kefir, Buttermilch oder Dickmilch	
Jogurt	150 g	Jogurt *oder* 120 g Magerquark *oder* 110 g körnigen Frischkäse	
Käse	50 g	Käse (30 % F. i.Tr.) *oder* 30 g Käse (40 % F. i.Tr.) und 30 g fettarme Wurst oder Schinken	60 g Käse (40 % F. i. Tr.)
Fleisch, Fisch, Eier	120 g	mageres Fleisch *oder* 150 g Seefisch *oder* 1 Ei	2 Eier pro Woche
Fette	5 g	Butter oder Margarine	
Öle	15 g	Raps-, Oliven-, Soja- oder Walnussöl	
Süßes, Snacks und Alkohol		2 Stückchen Schokolade *oder* 25 g Salzstangen *und* 100 ml Bier oder Wein	

Abnehmen mit 1700 kcal pro Tag

Lebensmittelgruppe	Menge	Empfehlungen mit Fleisch, Fisch und Ei	Empfehlungen vegetarische Ausrichtung
Getränke	1,5 – 2 l	Trink- und Mineralwasser, verdünnte Säfte, Früchte- und Kräutertee, schwarzer und grüner Tee, Kaffee	
Gemüse	500 g	möglichst 200 g roh essen	
Hülsenfrüchte		mind. 1 Portion/Woche (1 Portion = 150 g gegart/50 g Rohgewicht)	2-3 Portionen /Woche
Obst	250 g	möglichst roh essen	
Brot	150 g	3 Scheiben Vollkornbrot *oder* 2 Scheiben Vollkornbrot und 3 Scheiben Knäckebrot	
Getreide	50 g	Getreideflocken (5–6 EL) *oder* Müsli *oder* 1 Scheibe Vollkornbrot	**und** 30 g Getreideschrot (z. B. Grünkern für Bratlinge)
Beilagen	180 g	Kartoffeln *oder* 40 g Reis *oder* 40 g Nudeln (roh gewogen)	
Milch	150 ml	Milch, Kefir, Buttermilch oder Dickmilch	
Jogurt	150 g	Jogurt *oder* 120 g Magerquark *oder* 110 g körnigen Frischkäse	
Käse	60 g	Käse (30 % F. i.Tr.) *oder* 30 g Käse (40 % F. i.Tr.) und 30 g fettarme Wurst *oder* Schinken	60 g Käse (40 % F. i.Tr.)
Fleisch, Fisch, Eier	120 g	mageres Fleisch *oder* 150 g Seefisch *oder* 1 Ei	2 Eier pro Woche
Fette	10 g	Butter oder Margarine	
Öle	15 g	Raps-, Oliven-, Soja- oder Walnussöl	
Süßes, Snacks und Alkohol		2 Stückchen Schokolade *oder* 25 g Salzstangen *und* 100 ml Bier oder Wein	

Abnehmen mit 2000 kcal pro Tag

Lebensmittelgruppe	Menge	Empfehlungen: mit Fleisch, Fisch und Ei	Empfehlungen: vegetarische Ausrichtung
Getränke	1,5 – 2 l	Trink- und Mineralwasser, verdünnte Säfte, Früchte- und Kräutertee, schwarzer und grüner Tee, Kaffee	
Gemüse	500 g	möglichst 200 g roh essen	
Hülsenfrüchte		mind. 1 Portion/Woche (1 Portion = 150 g gegart/50 g Rohgewicht)	2-3 Portionen /Woche (1 Portion = 150 g gegart/50 g Rohgewicht)
Obst	250 g	möglichst roh essen	
Brot	150 g	3 Scheiben Vollkornbrot *oder* 2 Scheiben Vollkornbrot und 3 Scheiben Knäckebrot	
Getreide	50 g	Getreideflocken (5–6 EL) *oder* Müsli *oder* 1 Scheibe Vollkornbrot	**und** 30 g Getreideschrot (z. B. Grünkern für Bratlinge)
Beilagen	200 g	Kartoffeln oder 50 g Reis *oder* 50 g Nudeln (roh gewogen)	
Milch	150 ml	Milch, Kefir, Buttermilch *oder* Dickmilch	
Jogurt	150 g	Jogurt *oder* 120 g Magerquark *oder* 110 g körnigen Frischkäse	
Käse	80 g	Käse (30 % F. i.Tr.) *oder* 50 g Käse (40% F. i.Tr.) *oder* 30 g fettarme Wurst oder Schinken	80 g Käse (30 % F. i.Tr.)
Fleisch, Fisch, Eier	120 g	mageres Fleisch *oder* 150 g Seefisch *oder* 1 Ei	2 Eier pro Woche
Fette	10 g	Butter oder Margarine	
Öle	15 g	Raps-, Oliven-, Soja- oder Walnussöl	
Süßes, Snacks und Alkohol		1 Riegel Schokolade *oder* 50 g Salzstangen und 100 ml Bier oder Wein	

Schlankheitsmittel und Diäten – von A bis Z

Bezeichnung	Merkmale	unsere Bewertung
Abführmittel	Pflanzenauszüge wie Sennes oder Aloe und chemische Substanzen wie Bisacodyl beschleunigen im Enddarm die Stuhlausscheidung; bewirken einen hohen Wasser- und Kaliumverlust; keine Gewichtsabnahme, da die Nährstoffe im Dünndarm aufgenommen werden; Sennes und Aloe gelten bei chronischer Einnahme als karzinogen.	☹
Appetitzügler	(Z. T. verschreibungspflichtige) Medikamente zur Dämpfung des Hungergefühls, die auf das Nervensystem wirken; schwere Nebenwirkungen wie Herz-Rhythmus-Störungen bis zum Herzinfarkt und Blutdruckanstieg sind möglich; kein langfristiger Erfolg bzgl. der Gewichtsabnahme, besonders gefährlich: Produkte aus dem Internet.	☹
Atkins-Diät	Unbeschränkter Verzehr eiweiß- und fettreicher Lebensmittel, starke Einschränkung kohlenhydrathaltiger Lebensmittel; nierenbelastend (Gichtanfall), Risiko von Herz-Kreislauferkrankungen, Arteriosklerose, Dickdarmkrebs; Lebensmittelauswahl führt zu Nährstoffmangel; als Dauerernährung gefährlich	☹
BCM-Diätprogramm	kommerzielles Gewichtsreduktionsprogramm, meist in Zusammenarbeit mit Arztpraxen, Erlernen eines anderen Essverhaltens, anfangs unter Verwendung einer Formula-Diät: 2 Tage mit 900 kcal, danach 1000-1200 kcal (mit 1 normalen Mahlzeit), Kontrolle über Messung der fettfreien Körpermasse (BCM); Qualität stark abhängig vom Engagement des Beraters; teuer → Formula-Diät	☺/☹

Blutgruppendiät	Je nach Blutgruppe Meidung bestimmter Lebensmittel, die lt. Begründer D'Adamo zu Blutverklumpung und Schädigung des Körpers führen sollen; entbehrt jeder wissenschaftlichen Grundlage und führt nicht zu Gewichtsabnahme oder Linderung von Beschwerden; je nach „Typ" z. T. sehr hohe Eiweißaufnahme; zu geringe Calciumversorgung	☹
Brigitte-Diät	Ausgewogene, energie- und fettreduzierte Mischkost, beliebig kombinierbare Rezepte, 1000 bis 1500 kcal/Tag; Einbeziehung von Bewegung; als Dauerernährung bei 1500 kcal geeignet; langfristige Abnahmeerfolge bei dauerhafter Ernährungsumstellung möglich	☺
Entwässerungsmittel	Harntreibende Mittel zur Förderung der Wasser- und Kochsalzausscheidung (Diuretika); zur Gewichtsabnahme sinnlos, da es nur zu Wasserverlusten, nicht aber zum Fettabbau kommt; langfristig gesundheitsschädlich	☹
Enzympräparate	Eiweißspaltende Enzyme aus Fruchtextrakten, z. B. Papaya, Ananas, die die Eiweißverdauung unterstützen sollen; allergische Reaktionen möglich; bessere Ausnutzung von Eiweiß zur Gewichtsreduktion ungeeignet, z. T. sind zusätzlich abführend wirkende Fruchtsäuren enthalten	☹
Fettbinder	1. Meist Medizinprodukte auf Chitosanbasis (Abfallprodukt aus Krabben- und Garnelenpanzern); bindet kleine Mengen Fett aus der Nahrung, wirkt nur zusammen mit einer kalorienreduzierten Ernährung; Gefahr von allergischen Reaktionen; kein langfristiger Erfolg. 2. Orlistat (Xenical®): verschreibungspflichtiger Fettverdauungshemmer, reduziert Fettaufnahme aus dem Darm; Gefahr der Unterversorgung mit fettlöslichen Vitaminen, Blähungen, Durchfall; nur bei starkem Übergewicht als Einstieg, für dauerhafte Anwendung nicht geeignet; kein dauerhafter Erfolg	☹
Fit for Life	→ Trennkost	☹

Formula-Diät	industriell hergestellte Produkte (z. B. Trinkpulver) mit konstantem Energie- und Nährstoffgehalt (in Diätverordnung festgelegt), die eine, mehrere oder alle Mahlzeiten des Tages ersetzen sollen; Tagesration 800-1200 kcal; als Dauerernährung nicht geeignet (ohne ärztlichen Rat maximal 3 Wochen); nach Abschluss der Diätphase erneute Gewichtszunahme zu erwarten; bei sehr starkem Übergewicht evtl. als Einstieg geeignet	☹
Glyx-Diät	Bestimmte Lebensmittel (solche mit „hohem glykämischem Index") bewirken starken Anstieg des Insulinspiegels im Blut, was den Fettabbau erschwert; Übergewicht soll sich ohne Beachtung von Energie- und Fettzufuhr durch bevorzugten Verzehr von Lebensmitteln mit niedrigem glykämischem Index abbauen lassen; der glykämische Index ist, wenn überhaupt, nur ein Einflussfaktor von vielen für eine Gewichtsreduktion, die empfohlene Kost ist z. T. extrem eiweiß- und fettreich; positiv ist der empfohlene reichhaltige Verzehr von Obst und Gemüse	☹
Herbalife	→ Formula-Diät	☹
Homöopathische Mittel	aus verschiedenen Heilkräutern zusammengesetzt, erfüllen oft nicht die strengen Regeln der klassischen Homöopathie; enthalten z. T. entwässernde, abführend oder schilddrüsenstimulierende Substanzen; Nutzen bei Übergewicht nicht nachgewiesen; wegen möglicher Nebenwirkungen Arzt oder Apotheker fragen	☹
Logi-Methode	beruht auf der sogen. LOGI-Pyramide (Low glycemic Index), Lebensmittel mit niedrigem glykämischen Index werden bevorzugt; Speiseplan besteht fast nur aus Gemüse, Obst, Fleisch, Fisch, Milch(produkten) und pflanzlichen Ölen; kurzfristig zur Gewichtsabnahme geeignet, jedoch nicht als Dauerernährung → Glyx-Diät	☹

LowFat	⇢ Atkins-Diät	☹
LowFat30	fettarme Ernährung (maximal 30 % der aufgenommenen Kalorien stammen aus Fett); das Gruppenprogramm ist als Einstieg in eine dauerhafte Ernährungsumstellung geeignet; Sportprogramm mittelmäßig; wichtig: nicht die Lebensmittel, die Mahlzeiten sollen lowfat30 sein; Nachteil: Gruppenleiter sind oft geschulte frühere Teilnehmer ohne qualifizierte Ausbildung	☺/☹
Montignac-Methode	⇢ Glyx-Diät	☹
Quellmittel	Medizinprodukte auf Basis unverdaulicher meist pflanzlicher Substanzen (z. B. Alginat, Zellulose, Guarkern, Topinambur, Konjak, Isphagula, Pektin), die im Magen durch starke Wasserbindung aufquellen und so ein Sättigungsgefühl bewirken sollen; bei zu geringer Trinkmenge Gefahr von Verstopfung und gefährlichem Darmverschluss; zusätzlich ist eine kalorienreduzierte Ernährung nötig; kein langfristiger Gewichtsabnahme-Erfolg	☹
SlimFast	⇢ Formula-Diät	☹
Trennkost	getrennter Verzehr von kohlenhydratreichen und eiweißreichen Lebensmitteln soll zur Gewichtsabnahme führen; wissenschaftlich nicht nachvollziehbar, erfordert große Disziplin; optimale Nährstoffversorgung ist nicht sichergestellt; positiv zu bewerten ist der hohe Obst- und Gemüseverzehr; mögliche Gewichtsreduktion basiert nicht auf dem Trennungsprinzip, sondern auf dem reduzierten Kaloriengehalt der Kost	☺/☹
Weight Watchers	Abnehmprogramm mit Gruppenunterstützung, basierend auf fettarmer, ausgewogener Mischkost; Anleitung zu mehr Bewegung und Training des Ernährungsverhaltens; als Dauerernährung geeignet, langfristiger Erfolg möglich, aber relativ hohe Kosten; Nachteil: Gruppenleiter sind meist frühere, erfolgreiche Teilnehmer ohne qualifizierte Ausbildung	☺

(© Angela Clausen)

Weiterführende Literatur/Links

- Verbraucherzentrale NRW u. a. (Hrsg.):
  Durstlöscher Wasser
  Düsseldorf 2000
- Verbraucherzentrale NRW u. a. (Hrsg.):
  Vollwertküche
  Düsseldorf 2003
- Verbraucherzentrale Hamburg u. a. (Hrsg.):
  Was bedeuten die E-Nummern?
  Hamburg 2004
- Verbraucherzentrale Bundesverband u. a. (Hrsg.):
  Fit für den Sport
  Berlin 2003
- Verbraucherzentrale NRW u. a. (Hrsg.):
  Wechseljahre
  Düsseldorf 2004
- Verbraucherzentrale NRW u. a. (Hrsg.):
  ABC der Schlankheitsmittel und Diäten, (i. Vorb.)
  Düsseldorf 2004
- aid infodienst (Hrsg.):
  Fettbewusst essen
  Heft 1359/2002
- aid infodienst (Hrsg.):
  Fit in Beruf und Freizeit,
  Heft 1216/2001
- Elmadfa, Ibrahim u. a.:
  Die große GU Kalorien- und Nährwerttabelle
  Gräfe und Unzer Verlag, München 2003
- Nestlé Deutschland AG (Hrsg.):
  Kalorien mundgerecht
  Umschau Buch Verlag, Frankfurt am Main, 2003

- Ellrott, Thomas und Birgit:
  Fettfalle Supermarkt
  Neuer Umschau Buch Verlag, München 2003

- Göckel, Renate:
  Warte nicht auf schlanke Zeiten
  Kreuz Verlag, Stuttgart 2003

- Fröhlich, Susanne:
  Moppel-Ich
  S. Fischer Verlag GmbH, Frankfurt a. M. 2004

- Müller, Else:
  Du spürst unter deinen Füßen das Gras
  Fischer Taschenbuch Verlag, Frankfurt 2000

- Randow, Gero von:
  Genießen, eine Ausschweifung
  Dtv, München 2003

- Sprenger, Reinhard K.:
  Die Entscheidung liegt bei Dir
  Campus Verlag, Frankfurt, 2004

- **www.5amtag.de**
  Homepage der Kampagne „Fünf am Tag“, mit vielen Ideen und Rezepten rund um Gemüse und Obst

- **www.bioladen.de**
  Hier finden Sie Adressen von Bioläden in Ihrer Nähe.

- **www.was-wir-essen.de**
  Viele Informationen rund um Lebensmittel und Ernährung

- **www.oekolandbau.de**
  Informationen rund um den ökologischen Anbau

- **www.biosiegel.de**
  Informationen zur Kennzeichnung ökologisch erzeugter Lebensmittel

- **www.bzga-essstoerungen.de**

Wichtige Anschriften

Beratung/Selbsthilfe bei Esstörungen

Achten Sie auch auf Angebote von Selbsthilfegruppen, Gesundheitszentren/-ämtern und Krankenkassen in Ihrer Nähe!

ANAD pathways e.V.
Beratungsstelle bei Essstörungen
Pilotystr. 6 RGB
80538 München
Tel. 0 89/21 99 73-0
Fax 0 89/21 99 73 19
E-mail: info@ANAD-pathways.de
www.ANAD-pathways.de

Balance, Beratung und Therapie bei Essstörungen e.V.
Waldschmidtstr. 11
60316 Frankfurt/Main
Tel. 0 69/49 08 63 30
Fax 0 69/49 08 63 31
E-mail: BALESS@t-online.de
www.balance-bei-essstoerungen-frankfurt.de

Bulimiezentrum e.V.
c/o H. Welger
Bismarckstr. 28
35037 Marburg
Tel./Fax 0 64 21/2 58 56
Fax 0 69/17 22 64
E-mail: bulimie-zentrum@gmx.de
www.bulimie-zentrum.de

Bundeszentrale für gesundheitliche Aufklärung e. V.
Ostmerheimer Str. 22
51109 Köln
Tel. 02 21/89 92-0
Fax 02 21/89 92-300
Telefonberatung: 02 21/89 20 31
E-mail: ernaehrung@bzga.de
www.bzga-essstoerungen.de

Cinderella
Aktionskreis Ess- und Magersucht
Westendstr. 35
80339 München
Tel. 0 89/5 02 12 12
E-mail: cinderellaberatg@aol.com
www.cinderella-rat-bei-essstoerungen.de

Die Brücke e. V.
– Essstörungstherapie –
Neue Große Bergstr. 20
22767 Hamburg
Tel. 0 40/38 61 30 35
Fax 0 40/38 61 30 36
E-mail: info@ambulante-suchttherapie.de
www.bruecke-online.de

Dick und Dünn e.V.
Beratungszentrum bei Essstörungen
Innsbrucker Str. 25
10825 Berlin
Tel. 0 30/8 54 49 94
Fax 0 30/8 54 84 42
E-mail: dick-und-dünn@freenet.de
www.dick-und-duenn-berlin.de

Frankfurter Zentrum für Ess-Störungen
Hansaallee 18
60322 Frankfurt
Tel. 0 69/55 01 76
Fax 0 69/5 96 17 23
E-mail: fz.ess-stoerungen@t.online.de
www.fz-ess-stoerungen.de

FrauenLeben e. V.
Venloer Str. 405-407
50825 Köln
Tel. 02 21/9 54 16 61
Fax 02 21/9 54 16 62
E-mail: mail@frauenleben.org
www.frauenlernenleben.de

Kabera e.V.
Beratungsstelle bei Essstörungen
Goethestr. 31
34119 Kassel
Tel. 05 61/7 01 33-10
Fax 05 61/7 01 33 22
E-mail: kabera@t-online.de
www.kabera.de

NAKOS
Nationale Kontakt- und Informationsstelle zur Anregung und Unterstützung von Selbsthilfegruppen
Wilmersdorfer Str. 39
10627 Berlin
Tel. 0 30/31 01 89 60
Fax 0 30/31 01 89 70
E-mail. selbsthilfe@nakos.de
www.nakos.de

Verbraucher allgemein

Stiftung Warentest
Lützowplatz 11–13
10785 Berlin
Telefon: 0 30/26 31-0
Telefax: 0 30/26 31-27 27
www.stiftung-warentest.de

Verbraucherzentrale Bundesverband e.V. (vzbv)
Markgrafenstraße 66
10969 Berlin
Telefon: 0 30/2 58 00-0
Telefax: 0 30/2 58 00-2 18
E-Mail: info@vzbv.de
www.vzbv.de

Verbraucherzentralen

Verbraucherzentrale Baden-Württemberg e.V.
Paulinenstraße 47
70178 Stuttgart
Tel. 07 11/66 91 10
Fax 07 11/66 91 50
E-Mail: info@
verbraucherzentrale-bawue.de
www.verbraucherzentrale-bawue.de

Verbraucherzentrale Bayern e.V.
Mozartstraße 9
80336 München
Tel. 0 89/53 98 70
Fax 0 89/53 75 53
E-Mail: info@
verbraucherzentrale-bayern.de
www.verbraucherzentrale-bayern.de

Verbraucherzentrale Berlin e.V.
Bayreuther Straße 40
10787 Berlin
Tel. 0 30/21 48 50
Fax 0 30/2 11 72 01
E-Mail: mail@
verbraucherzentrale-berlin.de
www.verbraucherzentrale-berlin.de

Verbraucherzentrale Brandenburg e.V.
Templiner Straße 21
14473 Potsdam
Tel. 03 31/29 87 10
Fax 03 31/2 98 71 77
E-Mail: info@vzb.de
www.vzb.de

Verbraucherzentrale des Landes Bremen e.V.
Altenweg 4
28195 Bremen
Tel. 04 21/16 07 77
Fax 04 21/1 60 77 80
E-Mail: info@
verbraucherzentrale-bremen.de
www.verbraucherzentrale-bremen.de

Verbraucherzentrale Hamburg e.V.
Kirchenallee 22
20099 Hamburg
Tel. 0 40/2 48 32-0
Fax 0 40/2 48 32-2 90
E-Mail: info@vzhh.de
www.vzhh.de

Verbraucherzentrale Hessen e.V.
Große Friedberger Straße 13–17
60313 Frankfurt am Main
Tel. 0 69/9 72 01 00
Fax 0 69/97 20 10 50
E-Mail: vzh@verbraucher.de
www.verbraucherzentrale-hessen.de

Verbraucherzentrale Mecklenburg-Vorpommern e.V.
Strandstraße 98
18055 Rostock
Tel. 03 81/49 39 80
Fax 03 81/4 93 98 30
E-Mail: info@
verbraucherzentrale-mv.de
www.verbraucherzentrale-mv.de

Verbraucherzentrale
Niedersachsen e.V.
Herrenstraße 14
30159 Hannover
Tel. 05 11/9 11 96 01
Fax 05 11/9 11 96 10
E-Mail: info@vzniedersachsen.de
www.vzniedersachsen.de

Verbraucherzentrale
Nordrhein-Westfalen e.V.
Mintropstraße 27
40215 Düsseldorf
Tel. 02 11/3 80 90
Fax 02 11/3 80 91 72
E-Mail: vz.nrw@vz-nrw.de
www.verbraucherzentrale-nrw.de

Verbraucherzentrale
Rheinland-Pfalz e.V.
Ludwigstraße 6
55116 Mainz
Tel. 0 61 31/2 84 80
Fax 0 61 31/28 48 66
E-Mail: verbraucherzentrale-rlp@verbraucherzentrale-rlp.de
www.verbraucherzentrale-rlp.de

Verbraucherzentrale
des Saarlandes e.V.
Trierer Straße 22
66111 Saarbrücken
Tel. 06 81/50 08 90
Fax 06 81/5 00 89 22
E-Mail: vz-saar@vz-saar.de
www.vz-saar.de

Verbraucherzentrale
Sachsen e.V.
Bernhardstraße 7
04315 Leipzig
Tel. 03 41/6 88 80 80
Fax 03 41/6 89 28 26
E-Mail: vzs@vzs.de
www.vzs.de

Verbraucherzentrale
Sachsen-Anhalt e.V.
Steinbockgasse 1
06108 Halle
Tel. 03 45/2 98 03 29
Fax 03 45/2 98 03 26
E-Mail: info@vzsa.de
www.vzsa.de

Verbraucherzentrale
Schleswig-Holstein e.V.
Bergstraße 24
24103 Kiel
Tel. 04 31/59 09 90
Fax 04 31/5 90 99 77
E-Mail: info@verbraucherzentrale-sh.de
www.verbraucherzentrale-sh.de

Verbraucher-Zentrale
Thüringen e.V.
Eugen-Richter-Straße 44
99085 Erfurt
Tel. 03 61/55 51 40
Fax 03 61/5 55 14 40
E-Mail: info@vzth.de
www.vzth.de

Rezeptregister von A bis Z

A

Ananas, Schichtsalat mit ~ 158
Apfel, Buttermilch-~waffeln 197
Apfel, Vollkornbrötchen mit Geflügelwurst und ~ 149
Äpfel, Zimt~ mit Sahne 194
Apfel-Curry-Brotaufstrich 147
Asia-Pfanne 171
Avocado-Brotaufstrich 145

B

Bananen, Curry-~-Suppe 164
Bananen, Putenschnitzel mit Curryreis und ~sauce 185
Bananen-Brot 144
Basilikum, Nudelsalat mit ~ 160
Beeren, Jogurt-~-Eis 192
Bihunsuppe 167
Bisquitrolle mit Quark und Erdbeeren 201
Blumenkohl-Grünkern-Auflauf 183
Bohnen-Möhren-Eintopf 190
Bohnensalat, Bunter ~ 152
Bratlinge, Grünkern- 191
Bremer Fischtopf 165
Brot, Bananen-~ 144
Brot, Schnelles Weizen-Roggen-Misch~ 195
Brotaufstriche 145f.
–, Apfel-Curry-~ 147
–, Avocado-~ 145
–, Tomatenaufstrich 147
–, Kräuterquark 146
–, Linsenpüree 146
Brötchen, Geflügel-~ mit Kräutercreme 148
Brötchen, Vollkorn~ 196
Buchweizenbisquit mit Obst 197
Bunte Gemüsepfanne „Italia" 169
Bunter Bohnensalat 152
Bunter Salat (Grundrezept) 153
Buntes Käsebrötchen 143
Büro-Geflügelsalat 151
Buttermilch-Apfelwaffeln 197

C

Champignons, Gebratene ~ auf Rucola 161
Curry, Apfel-~-Brotaufstrich 147
Curry-Bananen-Suppe 164

D

Datteln, Obstsalat mit ~ 194
Desserts 192f.
Dressing, Mango-~ 154
Dressing, Meerrettich-~ 155

E

Ei, Vollkornbrot mit ~ und Radieschen 149
Eier, Spinat-~-Pfanne 172
Eintopf, Bohnen-Möhren-~ 190
Eintopf, Hülsenfrüchte~ mit Gemüse 163
Eis, Jogurt-Beeren-~ 192
Erdbeeren, Bisquitrolle mit Quark und ~ 201

F

Farbenfroher Käse-Wurst-Salat 157
Fisch, Gemüse-~-Pfanne 172
Fisch, Indischer Zimt~ mit Kartoffeln 186
Fischfilet im Lauchbett 187
Fischtopf, Bremer ~ 165
Frischkäse, Tomaten-Knäckebrot mit körnigem ~ 150

Friséesalat mit Lachs 156
Früchte-Müsli 142
Frühlingsgemüse-Suppentopf 164
Frühstücksvariationen 142f.

G

Gebackener Käsekuchen 200
Gebratene Champignons auf Rucola 161
Geflügel-Brötchen mit Kräutercreme 148
Geflügelsalat, Büro-~ 151
Geflügelwurst, Vollkornbrötchen mit ~ und Apfel 149
Gefüllte Paprikaschoten vegetarisch 189
Gemüse, Frühlings~-Suppentopf 164
Gemüse, Hülsenfrüchteeintopf mit ~ 163
Gemüse, Linsen-~-Salat 159
Gemüse-Fisch-Pfanne 172
Gemüse-Kartoffel-Suppe 162
Gemüse-Nudeln mit Schafskäse 177
Gemüsepfanne, Bunte ~ „Italia“ 169
Gemüse-Reis-Pfanne (Grundrezept) 168
Gemüsesuppe (Grundrezept) 162
Geschnetzeltes vom Schwein 188
Grundrezept Bunter Salat 153
–, Gemüse-Reis-Pfanne 168
–, Gemüsesuppe 162
–, Nudeln mit Tomatensauce 175
–, Obstsalat 192
Grünkern-Bratlinge 191
Grünkern, Blumenkohl-~-Auflauf 183

H

Hähnchen, Indisches ~ mit Curryreis 184
Hähnchen-Nudel-Pfanne 170
Heidelbeer-Muffins 198
Hirsemüsli 143
Hirsepfannkuchen mit Spinatfüllung 182
Hülsenfrüchteeintopf mit Gemüse 163

I

Indischer Salat 156
Indischer Zimtfisch mit Kartoffeln 186
Indisches Hähnchen mit Curryreis 184
Italienischer Snack 148

J

Jogurt-Beeren-Eis 192
Jogurt-Kräuter-Sauce 155

K

Kartoffel, Gemüse-~-Suppe 162
Kartoffel, Pilz-~-Pfanne 169
Kartoffeln, Indischer Zimtfisch mit ~ 186
Kartoffeln, Pell~ mit Kräuterquark 188
Kartoffelsalat, Kleiner ~ 150
Kartoffel-Tortillas 181
Käse, Farbenfroher ~-Wurst-Salat 157
Käsebrötchen, buntes ~ 143
Käsekuchen, Gebackener ~ 200
Kichererbsen-Reis-Pfanne 173
Kidneybohnenpfanne 174
Kleiner Kartoffelsalat 150
Knäckebrot, Tomaten-~ mit körnigem Frischkäse 150
Kräuter, Jogurt-~-Sauce 155
Kräuter, Pellkartoffeln mit ~quark 188
Kräutercreme, Geflügel-Brötchen mit ~ 148
Kräuterquark (Brotaufstrich) 146
Kräuter-Vinaigrette 154
Kuchen, Gebackener Käse~ 200
Kürbissuppe 166

L

Lachs, Friséesalat mit ~ 156
Lachs, Penne mit Spinat und ~ 177

Lamm, Nudeln mit ~-Ratatouille 178
Lauch, Fischfilet im ~bett 187
Lauchsalat 158
Linsen-Gemüse-Salat 159
Linsenpüree (Brotaufstrich) 146

M

Mango-Dressing 154
Meerrettich-Dressing 155
Milch-Obst-Shake 144
Möhren, Bohnen-~-Eintopf 190
Möhrenpuffer 187
Muffins, Heidelbeer-~ 198
Müsli, Früchte~ 142
Müsli, Hirse~ 143

N

Nudel, Hähnchen-~-Pfanne 170
Nudeln mit Lamm-Ratatouille 178
Nudeln mit Tomatensauce (Grundrezept) 175
Nudeln. Gemüse-~ mit Schafskäse 177
Nudelsalat mit Basilikum 160

O

Obst, Buchweizenbisquit mit ~ 197
Obst, Milch- ~ -Shake 144
Obst-Quark 193
Obstsalat (Grundrezept) 192
Obstsalat mit Datteln 194
Obsttorte 199
Orangen, Wirsing-~-Salat 155

P

Paprikaschoten, Gefüllte ~ vegetarisch 189
Parmaschinken, Rigatoni mit ~ 176
Pellkartoffeln mit Kräuterquark 188
Penne mit Spinat und Lachs 177
Peperonata 190
Pesto, Spaghetti mit ~ 179
Pfannkuchen, Hirse~ mit Spinatfüllung 182
Pfannkuchen, Pizza~ 180
Pilz-Kartoffel-Pfanne 169
Pizzapfannkuchen 180
Puffer, Möhren~ 187
Pute, Toast mit ~ und Pfirsich 144
Putengeschnetzeltes mit Reis 170
Putenschnitzel mit Curryreis und Bananensauce 185

Q

Quark, Bisquitrolle mit ~ und Erdbeeren 201
Quark, Kräuter~ (Brotaufstrich) 146
Quark, Obst-~ 193
Quark, Pellkartoffeln mit Kräuter~ 188
Quark, Rhabarber-~speise 193

R

Radieschen, Vollkornbrot mit Ei und ~ 149
Reis, Gemüse-~-Pfanne 168
Reis, Indisches Hähnchen mit Curry~ 184
Reis, Kichererbsen-~-Pfanne 173
Reis, Putengeschnetzeltes mit ~ 170
Reis, Putenschnitzel mit Curry~ und Bananensauce 185
Reissalat, Schneller ~ 151
Rhabarber-Quarkspeise 193
Rigatoni mit Parmaschinken 176
Roggen, Schnelles Weizen-~-Mischbrot 195
Rohkostsalat, Winterlicher ~ 161

Rucola, Gebratene Champignons auf ~ 161
Rucola, Tomaten-~-Salat mit Parmesan 160

S

Salat, Bunter ~ (Grundrezept) 153
Salat, Bunter Bohnen~ 152
Salat, Büro-Geflügel~ 151
Salat, Farbenfroher Käse-Wurst-~ 157
Salat, Frisée~ mit Lachs 156
Salat, Indischer ~ 156
Salat, Kleiner Kartoffel~ 150
Salat, Lauch~ 158
Salat, Linsen-Gemüse-~ 159
Salat, Nudel~ mit Basilikum 160
Salat, Schicht~ mit Ananas 158
Salat, Schneller Reis~ 151
Salat, Tomaten-Rucola-~ mit Parmesan 160
Salat, Winterlicher Rohkost~ 161
Salat, Wirsing-Orangen-~ 155
Salat-Dressings 154f.
Sauce, Jogurt-Kräuter-~ 155
Sauerkrautsuppe 166
Schafskäse, Gemüse-Nudeln mit ~ 177
Schichtsalat mit Ananas 158
Schneller Reissalat 151
Schnelles Weizen-Roggen-Mischbrot 195
Schwein, Geschnetzeltes vom ~ 188
Shake, Milch-Obst-~ 144
Snack, Italienischer ~ 148
Spaghetti mit Kirschtomaten 179
Spaghetti mit Pesto 179
Spinat, Hirsepfannkuchen mit ~füllung 182
Spinat, Penne mit ~ und Lachs 177
Spinat-Ei-Pfanne 172
Suppen 162f.
–, Bihun~ 167
–, Curry-Bananen-~ 164
–, Gemüse-Kartoffel-~ 162
–, Gemüse~ 162
–, Kürbis~ 166
–, Sauerkraut~ 166
–, Frühlingsgemüse-~ 164

T

Toast mit Pute und Pfirsich 144
Tomaten, Spaghetti mit Kirsch~ 179
Tomatenaufstrich (Brotaufstrich) 147
Tomaten-Knäckebrot mit körnigem Frischkäse 150
Tomaten-Rucola-Salat mit Parmesan 160
Tomatensauce, Nudeln mit ~ 175
Tortillas, Kartoffel-~ 181

V

Vinaigrette, Kräuter-~ 154
Vollkornbrot mit Ei und Radieschen 149
Vollkornbrötchen 196
Vollkornbrötchen mit Geflügelwurst und Apfel 149

W

Waffeln, Buttermilch-Apfel~ 197
Weizen, Schnelles ~-Roggen-Mischbrot 195
Winterlicher Rohkostsalat 161
Wirsing-Orangen-Salat 155
Wurst, Farbenfroher Käse-~-Salat 157

Z

Zimtäpfel mit Sahne 194

Impressum

Herausgeber
Verbraucherzentrale Nordrhein-Westfalen e. V.

Mintropstr. 27
40215 Düsseldorf
Tel. 0 180/500 14 33 (12 Cent pro Minute)
Fax 02 11/38 09-235
e-mail: publikationen@vz-nrw.de
www.vz-nrw.de

Vorstand
Dr. Karl-Heinz Schaffartizk

Mitherausgeber
Verbraucherzentrale Bundesverband e. V. (vzbv)
Verbraucherzentrale Baden-Württemberg e. V.
Verbraucherzentrale Hamburg e. V.
Verbraucherzentrale Hessen e. V.
Verbraucherzentrale Niedersachsen e. V.

(→ Adressen, S. 218)

Autorinnen
Dr. Maike Groeneveld (Konzeption, Text)

Angela Clausen
(Übersicht Schlankheitsmittel, → S. 210ff.)

Ursula Plitzko
(Tagespläne, → S. 206–209)

Lektorat und Koordination
Ilse Mara Berzins

Ko-Redaktion und fachliche Beratung
Ursula Plitzko

Layout und Produktion
Näscher und Näscher, Düsseldorf
www.naescher-naescher.de

Titel
Näscher und Näscher, Düsseldorf
Titelfoto: PhotoDisc

Fotos und Illustrationen
Näscher und Näscher, PhotoDisc,
Sonja Rothweiler, VZ-NRW

Nährwertangaben
auf Basis des Bundeslebensmittel-schlüssels (BLS)

Druck
freiburger graphische betriebe

Einzelbestellung und Vertrieb
Bei den Verbraucherzentralen
(→ Adressen, S. 218)

Redaktionsschluss: Juni 2004

Ratgeber

Ratgeber der Verbraucherzentralen können Sie in den Beratungsstellen der Herausgeber kaufen oder per Post gegen Rechnung bestellen (Anschriften siehe Impressum). Zu den genannten Preisen (Stand: Juli 2004) kommt dann eine Versandkostenpauschale.

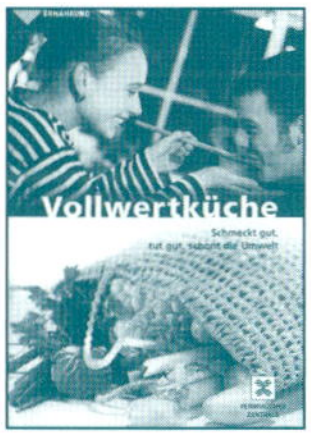

Vollwertküche

Vollwert-Ernährung bleibt aktuell und ist gesellschaftsfähig. Wir zeigen die Vorteile auf und bieten 150 Rezepte, u. a. für vollwertiges Feiern. Vorteile der Vollwert-Ernährung kurz gefasst, Fragen aus der Beratungspraxis. Die Rezepte sind einfach, lecker, fleischlos und bewährt.

236 Seiten 7,80 Euro
2. Auflage 2003

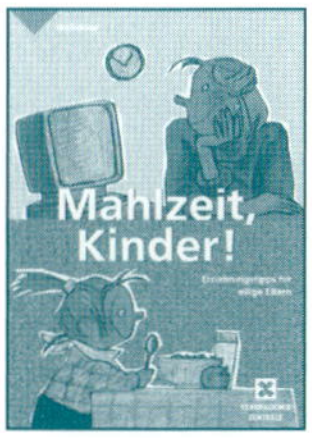

Mahlzeit, Kinder!

Wie können Kinder auch bei knapper Zeit stressfrei, gesund und lecker versorgt werden? Unser Ratgeber bietet umfangreiche Vorschläge für den Einkauf, die Küche, den Kindergarten und die Schule. Mit vielen Rezepten für Kinder- und Familienmahlzeiten. Liebevoll illustriert von Wolf Erlbruch.

126 Seiten 5,80 Euro
3. Auflage 2004

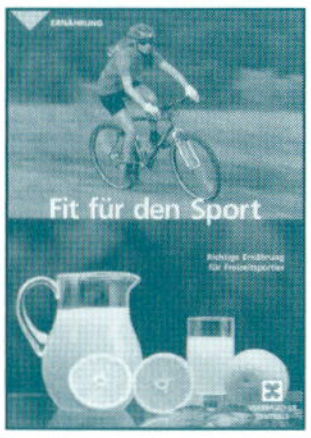

Fit für den Sport

Jeder der Sport treibt – egal ob Inline-Skaten oder Walken – weiß, dass der Körper nach Belastung wieder Energie tanken muss. Unser Ratgeber nimmt Kraftriegel, Eiweißpräparate und viele Wirkstoffe unter die Lupe und zeigt, wie man dem Körper mit normalen Lebensmitteln die notwendigen Vitamine und Mineralien wieder zuführen kann.

107 Seiten 5,80 Euro
1. Auflage 2003

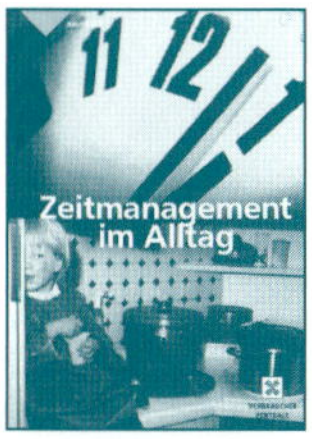

Zeitmanagement im Haushalt

Die Zeit rennt – und Sie hinterher? Wünschen Sie sich manchmal, dass der Tag für Sie 25 Stunden aufwärts hat? Entspannen Sie sich und Ihren Terminkalender mit unserem „Erste-Hilfe-Plan“, der Ihnen mit den verschiedensten Ansätzen zeigt, wie man einen anderen Umgang mit der Zeit finden kann.

92 Seiten 7,80 Euro
1. Auflage 2002